憂鬱是因為你的大腦生病了

照照磁波，活化腦區，解憂抗鬱新方向

主編 洪敬倫 主編 唐子俊
合著 台灣臨床TMS腦刺激學會

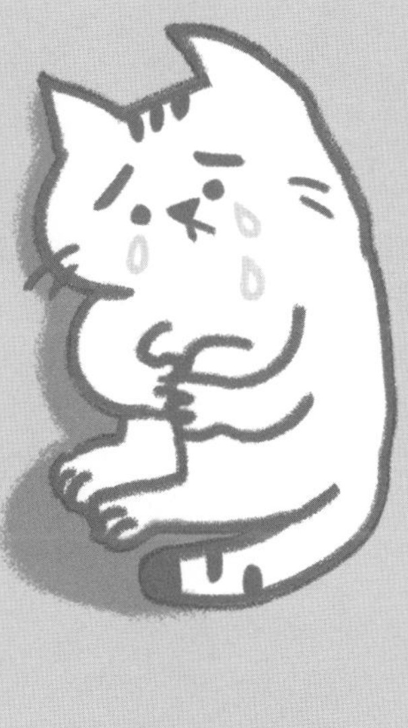

推薦序

衛生福利部心理及口腔健康司 司長　諶立中

根據世界衛生組織的研究，憂鬱症的女性的終身盛行率約在十～二十五%，男性為五～十二%，每五個女性就有一個在一生中有一次的憂鬱症發作的危機。二〇二〇年造成人類失能（disability）前十名的疾病，第一名是憂鬱症。憂鬱症常常是早發而持續，並且有機會復發，根據統計有十五%的憂鬱症患者是死於自殺。而衛生福利部一〇九年國人十大死因的統計中，二十二到四十四歲以癌症和自殺居前二名。憂鬱症不僅造成個人生命品質缺損，亦可能促成個人、家庭與社會的遺憾。是以，為積極推動全人健康，心理及口腔健康司致力於心理健康促進、自殺行為及精神疾病防治等重要政策的研擬與推動。

今樂見《憂鬱是因為你的大腦生病了》一書，非常清晰且重點式地說明憂鬱症的身體與心理因素、憂鬱症的病徵、憂鬱症需不需要治療、各種不同方式的治療，以及憂鬱症的復發預防。其中，各種治療方式包括藥物、心理治療以及在二〇一八年臺灣核可的「跨顱磁刺激治療」（TMS）。對於新的治療方式TMS有針對各種疑問的解惑，包括原理、療效、可能的副作用、實證檢測的方式。難能可貴地，此書不僅可供一般民眾閱讀，亦提供專業人員很多相關的資訊，例如：憂鬱症的整合治療、不同的治療方式如何整合，以及心理治療如何搭配TMS。

遠離疾病，優化生命品質，是政府單位為民眾盡心盡力的目標，而達成此目標的重要歷程中，以大眾健康促進為訴求的優質書籍，實是一大助益。

破除憂鬱症的迷思，利用實証的整合治療促進大腦健康

蘇冠賓　教授
中國醫藥大學安南醫院副院長
身心介面研究中心主任、精神醫學教授
台灣營養精神醫學研究學會理事長

臺灣引頸企盼多時的憂鬱症衛教專書終於問世！

憂鬱症已經成為本世紀戕害人類健康、造成人類失能最嚴重的疾病，面對全球憂鬱症所帶來的重大負擔，臺灣民眾對憂鬱症成因，大都自有一套夾雜宗教、社會、經濟、政治等非醫學的見解，而對於精神疾病的治療，很多人心中對醫學和專業都有不同程度的懷疑。相對而言，民眾在內、外、婦、兒、癌症、及其他專科疾病，比較不會有這類主觀的偏見。憂鬱症的病人和家屬在這些基本常識上的教育不足和認知錯誤，會造成憂鬱症防治兩大障礙亟待跨越。

①僅兩成憂鬱症患者就醫。

②藥物治療之外的療法嚴重缺乏。

為什麼憂鬱症患者不願就醫？最主要的原因是從社會大眾到醫療專業者，都充滿了對憂鬱症錯誤的迷思，這包括：

①**媒體及社會大眾對於精神病的「汙名化及標籤化（stigmatization）」**，引發患者潛意識的否認。

②憂鬱症患者儘管處在「崩潰」邊緣，仍能耗盡加倍的心力去維持生活和工作表面正常，使周遭親友無法察覺。

③患者最常表現的並不是情緒或心理不適，反而較常以**非特異性的身體症狀**（例如胸悶、疼痛、失眠、疲勞等）來表現。

④憂鬱症的病理特質常被誤解，有時甚至精神科及心理衛生工作人員也會有不正確的觀念及態度。《憂鬱是因為你的大腦生病了》一書以對話式的輕鬆口吻，有效傳遞憂鬱症診治最核心的知識，讓讀者透過完整和詳盡的說明和陳述，一一破除針對憂鬱症常見的錯誤觀念。

此外，目前醫學對「治癒憂鬱症」仍束手無策，以藥物為主的治療模式幾乎停留在數十年前單胺藥物發明的時代，數十年來不見突破性發展。**根據全世界最大規模的憂鬱症臨床研究（STAR*D）的結果顯示**：在為期三個月的「第一線血清素抗鬱劑」嚴謹治療下，只有二十七％病情緩解；而當病患持續配合為期一年「四階段、合併藥物及非藥物的治療」之後，竟仍有三分之一的病人沒有改善！如果再考慮上治療中的安慰劑效應，那麼**目前銷售最好的第一線抗憂症藥物，竟需要治療七位病人，才能產生和安慰劑的差異**，在設計嚴謹的臨床試驗中，科學家要收集數以百計的病患，才能證實抗憂症藥物的療效。簡言之，複雜的憂鬱症若只靠藥物來治療，無非緣木求魚。

心身科在歐洲非常發達。以德國為例，他們在住院中提供精神動力治療、認知心理治療、經顱磁刺激療法、光照治療、營養治療、藝術治療、音樂治療、專注於運動的心理治療（KBT）治療、肌肉放鬆訓練、運動治療等，所以有五十％的病患完全不用藥物治療，無論是因病請假住院看診或醫療費用，都在社會認同、法律保護、和醫療保險給付之下被照顧。然而，臺灣因為健保制度的限制，預算不足的醫療資源絕大部分都集中在藥物治療和急性控制，非藥物的身心治療之健保給付不合理，自然就無法照顧到心身病患整合性治療之需求。透過《憂鬱是因為你的大腦生病了》一書在憂鬱症整合性治療的介紹，民眾將更加認識「經顱之磁刺激、電刺激、光刺激、營養精神醫學」等，這些在國外已盛行多年的重要治療選項，一起來推動臺灣「更安全有效、更創新整合、更有尊嚴」的身心治療。

（更多身心保健文章可參考蘇冠賓醫師部落格：https://cobolsu.blogspot.com/）

*註：根據ExpertScape的統計，蘇冠賓教授是臺灣「憂鬱症」以及「生物精神醫學」研究領域中排名第一的專家（www.expertscape.com/ex/depression/c/tw）；他也是世界知名的營養精神醫學研究權威，根據h-index論文引用排名，蘇教授在omega-3脂肪酸於憂鬱症的研究領域之引用指標，排名世界第一。（https://sites.google.com/site/omega3su/home/research-introduction）。

台灣憂鬱症防治協會 理事長　張家銘

世界衛生組織很早就預測，二〇二〇年憂鬱症是造成全球人類失能第一名的疾病。但是這麼多年來，我們仍發現憂鬱症的治療在臺灣仍有四大不足。（一）就醫不足：仍有許多憂鬱症患者不懂就醫、抗拒就醫、未就醫，汙名誤解仍然存在。我們估計只有五分之一憂鬱症患者在發病的當年有就醫。（二）診斷不足：仍有許多憂鬱症患者有就醫，但未被正確診斷。許多憂鬱症患者都只被當作失眠、焦慮處理。（三）治療不足：仍有許多憂鬱症患者有就醫、有診斷，但未被正確治療。即便臺灣全民健保都有給付，但是許多民眾排斥藥物，而健保心理治療給付偏低，自費心理治療並非許多人能夠負擔。（四）持續不足：即便有些憂鬱患者最後接受抗憂鬱劑治療，提早中斷比例也是很高，導致症狀治療不完全，甚至惡化復發。

憂鬱症是很複雜的疾病。廣義來說，憂鬱症像個複雜的光譜。它的病因、症狀表現、治療預後有很大的差異，牽涉到個體本身的大腦體質遺傳（生物因素），個性與因應韌性（心理因素），家庭環境支持（社會因素）等。過去刊登在《刺胳針》的中研院臺灣抽樣調查發現，自一九九〇～二〇一一這二十年之間，臺灣常見精神疾病增加一倍，而這樣的趨勢上升與失業率、離婚率呈現顯著正相關。當然常見精神疾病不只是憂鬱症，還包括了許多焦慮、失眠等輕型精神疾病。但這結果意味著社會及經濟進步下，民眾的精神健康是惡化的。

很高興看到有這樣一本書在臺灣出版，本書的幾位作者們都是臺灣資深的精神科醫師。這本書的章節內容涵蓋了憂鬱症的病因與解釋、心理治療、藥物治療的說明與介紹，也包括了這幾年最新的TMS治療。整本書讀來非常的輕鬆容易，在許多章節前都有一段診間的小對話，利用一位實習心理師與醫師的對談，解答他的疑惑，可能也同時解答了許多憂鬱症患者的問題。這也是我非常欣賞這本書的巧思。

我常說憂鬱症患者要「自助」「助人」與「求助」。臺灣臨床上醫師能給患者的時間常常有限，我常鼓勵憂鬱症患者可上網搜尋憂鬱症相關訊息回診間與我討論。對於憂鬱症患者與周遭的親友想認識憂鬱症，這絕對是一本很好的書籍。當然每一個憂鬱症患者的病因與治療可能不完全與書中一樣，那就記得回去跟你信任的醫師討論喔！千萬不要立刻就放棄了治療。

序

「彼得，你已經來這裡實習一個月了，在工作上有沒有什麼疑問呢？」

在這個寬敞溫馨的身心科診所裡，眼前這位穿著英倫風的醫師，帶著優雅又溫和的微笑問著。坐在對面的我，內心浮現了各種想法，不管是與個案的會談，又或者是在旁邊觀察醫師如何問診，都累積了許多的心得與問題。

「蓋倫醫師，憂鬱症到底是什麼疾病？有些人看起來情緒低落，而有些人看似焦慮，甚至還有人認為自己沒有心情不好，只是身體不舒服，這麼多不同的症狀，卻都被診斷為憂鬱症呢？」

「治療憂鬱症除了吃藥、心理諮商，聽說有一種叫做穿顱磁刺激的療法，那到底是什麼東西？為什麼可以治療憂鬱症？」

我把這一個月來的困惑通通傾倒出來。

蓋倫醫師聽完我連珠砲似的發問後，緩緩說道：「許多人在面對憂鬱症，以及準備進入治療時，也會有這些疑問，剛好你現在提出了，那我們就來好好聊聊吧！」

這就是我在身心科診所中，學習關於憂鬱症的故事。

我叫彼得，今年二十八歲，心理系畢業後，在學校當過實習的輔導老師，也服完了兵役。後來出於對心理諮商的熱愛，回到了心理諮商研究所繼續進修。

在臺灣，若想要報考諮商心理師，需要在諮商研究所第三年時，到相關單位進行為期一年的全職實習，如此，才能在研究所畢業後，獲得報考諮商心理師證照的資格。簡單來說，這一年的全職實習，對我們未來從事心理師工作的專業養成，是至關重要的階段，因此大家在選擇面試單位的時候，也都會非常慎重選擇。

至於選擇身心科診所實習的原因，或許是因為我身邊也有罹患憂鬱症的親友吧！我永遠忘不了他們除了心情無故低落、掉淚以外，還有那雙空洞、沒有活力的眼神。

近年來，因心理健康教育的推廣，越來越多人開始認

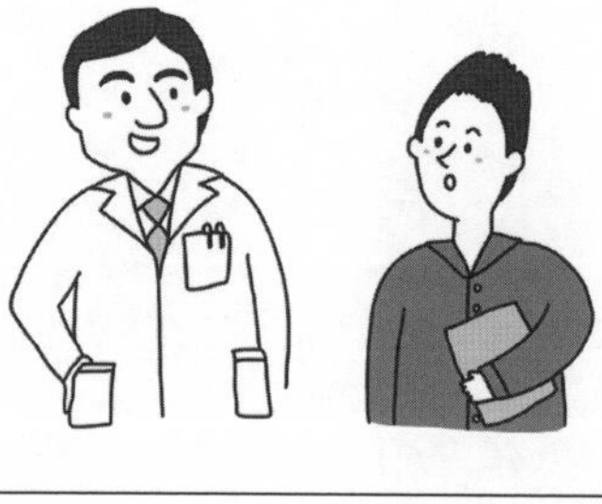

識「憂鬱症」，並且勇於踏出求助的第一步，同時，治療憂鬱症的方式除了心理治療以外，也有如藥物治療、腦刺激治療、正念療法等多元的方式。或許，進入身心科診所，能讓我對於這個疾病的樣貌，有更加細緻的學習與理解，同時也能看到不同的治療方式如何互相配合，更好地協助每位來求診的人們。因此，我懷著忐忑的心情寄出履歷，也順利通過面試，進入這間診所，開始了實習心理師的旅程。

「醫師，我怎麼可能是憂鬱症？我的心情又不差，想法也不負面呀！」診療室裡，一位患者大聲向醫師抱怨著。

在診所實習的這段日子，不管是與民眾進行心理諮商，或是在跟診時觀察醫師如何與來診民眾對話，都讓我發現到，憂鬱症患者的數量遠遠超過自己的想像，而且面貌各有不同，治療也充滿許多挑戰。

有的患者兩眼呆滯無神，在會談室當中久久才說一句話，渾身被包裹在虛弱的睡意與混沌中；有的患者像是刺蝟一樣，渾身盈滿了焦慮與自責，不斷擔心著別人是不是討厭自己，覺得自己沒用；有的患者則表示自己完全沒有憂鬱的情緒，但卻不斷抱怨著自己的專注力、記憶力都下降，也覺得對事情提不起勁。

這些來求助的人們，帶著不同的姿態與需求前來診所。有些人只想趕快拿藥離開；有的人則滔滔不絕，急著告訴醫師發生在自己身上的事，要醫師幫他想辦法；有的人則帶著敵意、懷疑的態度，反駁醫師所做的每個判斷。而對於成因的部分，有些人可以說出看似明確的壓力來源，例如被同學排擠、職場適應困難、童年的陰影；相反地，有些人卻不知道自己怎麼了，只知道在某個時候，會突然陷入濃重的憂鬱當中。

在這些人的診斷書上，雖然都寫著「憂鬱症」，但卻表現出截然不同的狀態。看著這樣的情形，我的好奇也日益漸增，不管是對於憂鬱症的成因、流行的狀況，以及如何診斷、如何治療，我都有好多問題想問。

於是我鼓起勇氣，與診所的院長——蓋倫醫師約了一次個別會談的時間，打算好好聊聊這個問題。

第一章　憂鬱症與你想的不同

會談的時間一到，我帶著緊張的心情，敲了院長室的門。

「請進！」蓋倫醫師的聲音從門後傳出，我推開門走了進去，一間裝潢典雅、格局寬敞舒適的辦公室映入眼簾。

在寬大的辦公桌上，堆滿了許多書籍，以及一杯熱咖啡，蓋倫醫師正專注地看著電腦的病歷系統，看到我進來之後，示意我在他面前的位置坐下。

「我看了你寄的信，上面寫了很多關於憂鬱症及rTMS的問題，你想先從什麼地方開始呢？」

「我很好奇，一般憂鬱症不是心情會很低落嗎？但有些人表示沒有這些症狀，卻還是會被診斷成憂鬱症。如果遇到病人對此有疑問，又是怎麼回應？」

「這是個重要的問題！」蓋倫醫師緩緩將視線從螢幕移開，轉頭看著我。「當初診評估完成後，不少人對於自己可能罹患憂鬱症，往往會很驚訝。」

我的眼睛瞬間亮了起來，累積一段時間的疑惑，終於可以被好好地回應。

「一般來說，除了對精神疾病的排斥之外，『憂鬱症』這個病名也是造成誤解的主因，讓人誤以為一定要心情低落，絕望想不開，才稱為憂鬱症。其實，**憂鬱症是一種心身症，心理狀態會改變，身體症狀更是一籮筐**。讓我們來了解這位變裝大師吧！」說完，蓋倫醫師從身後拿出一份資料。

最高明的變裝大師——憂鬱症

振芝心身醫學診所　洪敬倫醫師

憂鬱症的多重面貌

越是經驗老道的精神科醫師，越能體會憂鬱症千變萬化的表現。讓我們先說明典型的表現。每個人的憂鬱症狀都不盡相同，但通常會出現下列四組症狀。

情緒症狀

心情持續低落，煩躁，易怒，或是情緒起伏很大，跟過往經驗過的壞心情都不一樣。有時會伴隨恐慌、焦慮感。對很多事情都興趣缺缺、提不起勁、沒樂趣、沒感覺……等等。

思考症狀

強烈的負面思考，缺乏自信，小事也猶豫不決。覺得自己什麼都不會，思考組織能力退化。有強烈的罪惡感和無望感。出現活著很累、很痛苦，自我了斷的想法（許多人會被自己的自殺意念嚇到）。

動力症狀

睡不著或睡太多、吃不下或吃太多、異常疲倦、不想動或出門，甚至整天臥床不起。性慾缺缺，甚至出現性功能障礙。

身體症狀

憂鬱症的身體毛病五花八門。查不出原因的胸悶、心悸、腸胃不適、各處疼痛、四肢無力、手麻腳麻等。

由於憂鬱症的症狀實在太多，診斷卻只需要一個核心症狀（情緒低落或興趣缺缺），加上四個伴隨症狀（例如失眠、沒胃口、遲鈍、自殺意念）每天出現，持續兩週以上，造成個案顯著痛苦或生活功能下降即可。因此，會出現A跟B都是憂鬱症，但表現情形卻截然不同，換句話說，憂鬱症的異質性很高。

國際通用診斷準則

美國精神醫學會所制定的精神疾病診斷準則手冊第五版（*Diagnostic & Statistical Manual, 5th edition*）因此也為憂鬱症制定了很多特徵標示（specifiers），用來呈現憂鬱症的多重面貌。

焦慮特徵

患者呈現強烈的不安、擔憂、緊繃、激動，有時反而比憂鬱更為難受。很多人會不清楚自己到底是焦慮症還是憂鬱症。由於憂鬱症讓人信心全失，能力下降，大部分患者都會感到焦慮。有研究指出，具焦慮特徵的病患治療難度更高，自殺危險性也會增加。

混合型特徵

雖然憂鬱症正在發作，卻同時出現躁症表現，例如精力旺盛、滔滔不絕、衝動性增加等，這類型病患往後可能會發展為躁鬱症。

精神病特徵

在憂鬱症發作期間，出現幻覺或妄想等脫離現實的症狀。例如有聲音告訴自己：「你沒用了，徹底失敗，不值得活在這個世界上！」或是堅信自己體內器官已經腐爛，無法消化而拒絕進食。有些患者因為精神病症狀嚴重，已完全遮蔽憂鬱症狀，造成診斷困難，無法對症治療。

每個族群的憂鬱症表現不同

在不同的生命階段，生理狀態與心智能力各不相同，年齡層自然會影響到憂鬱症的表現。例如青少年的憂鬱症多以煩躁、易怒、行為脫序來呈現。老年人的憂鬱症表現則是多為身體狀況不佳，經常擔心老了身體退化，又覺得自己失智了，什麼都不會。至於情緒低落，負面思考等典型症狀，有時反而不是那麼明顯，也不是老人家們關心的主題。

此外，性別對憂鬱症的表現也有很大影響。男性憂鬱多以煩躁、憤怒、沒耐性為主，也比較會用衝動行為來抒發情緒，例如酗酒、飆車、沈迷電玩、家暴等；女性的表現則常「往心裡去」，呈現內疚自責、自我傷害等行為。值得一提的是，女性的情緒與荷爾蒙及生理週期密切相關，「經前不悅症」「孕產期憂鬱症」「停經症候群」都是荷爾蒙變化影響情緒的疾病表現。

大腦病灶因人而異

有些人對抗憂鬱藥物的反應非常好，一顆百憂解就讓他二十年來的憂鬱症都不再復發。有些人藥物一換再換，甚至加上多線輔助藥物，效果卻非常有限。科學家們致力於找出能用來區分憂鬱症類型的生物標記（biomarkers）*。由於醫療影像技術的發達，現今已經能看見大腦各區塊的活性，也能測出像電線般神經迴路的連結性，多虧大腦地圖讓我們有機會一窺憂鬱症的病理機轉。

*註：生物標記是指可用來掌握患病狀態的生物指標。例如「血糖」就是糖尿病的生物標記。

二〇一七年康乃爾大學的研究團隊在頂尖醫學期刊《自然醫學》（*Nature Medicine*）發表了一篇論文，利用功能性磁振造影檢測一千多位憂鬱症患者的大腦後發現，憂鬱症可以根據前額葉與邊緣系統連結的失調模式，區分為四個生理亞型（biotypes）。不同的亞型症狀表現有差異，例如焦慮，恐懼等症狀在亞型一、四特別明顯，而失去興趣、遲鈍等症狀則容易出現在亞型三、四上。這種生理亞型可以預測治療效果。

另外，經顱磁刺激（transcranial magnetic stimulation, TMS）是一種能活化特定腦區與大腦迴路的憂鬱症新療法，康乃爾大學團隊發現，TMS對亞型一的效果特別好，有八二．五％的患者有效。然而，亞型二的患者卻只有二十五％對TMS刺激有反應。希望未來隨著研究進步，生物標記可以讓憂鬱症的診斷與治療更加精準。

憂鬱症是一組由多種不同病徵組成的疾病群，患者間的表現差異性很大，造成臨床診斷的困難。除了憂鬱情緒之外，身體不適、腦袋遲鈍，甚至怪異想法，都有可能是憂鬱症這位變裝大師的障眼法。積極發展可以區分憂鬱症亞型的生物標記，並結合如TMS可精準刺激特定腦部病灶的治療，是精神醫學的趨勢。

「原來憂鬱症並不只是心情低落，也可能會反映在思考能力下降、動力不足，或者是不明的身體症狀，而且在不同的性別或年齡層，會有不同的表現！」

聽完了蓋倫醫師的講解，我彷彿看到了一個新的世界。

「我還想知道憂鬱症對大腦的影響，以及其他的治療方式如何協助病患。」

「我說彼得……」蓋倫醫師面露微笑地打斷了我的發問。

「留點時間給自己消化一下吸收的知識，未來還有時間讓你慢慢體會，硬塞太多小心消化不良喔！」

我有點不好意思地停下來看看時間，一個小時已經到了，雖然我還意猶未盡，但腦袋吸收了大量的知識，需要消化一下。

「感謝醫師今天的詳細解說！」我一邊收拾，一面向蓋倫醫師道謝。

「如果有不懂的部分，留到下次的督導時間再說囉！」蓋倫醫師瀟灑地擺了擺手，目光又重新回到了螢幕的看診系統上。

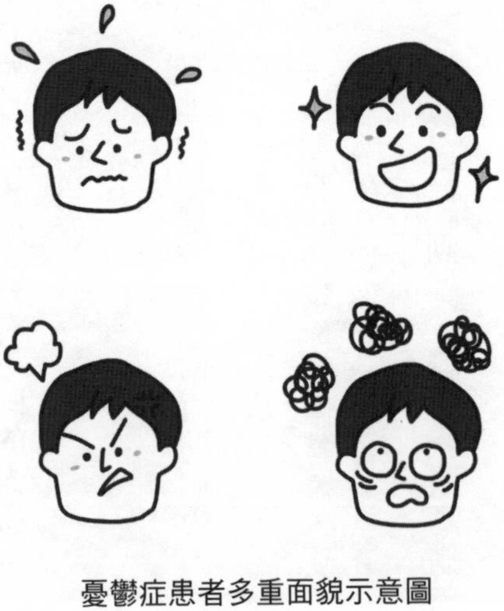

憂鬱症患者多重面貌示意圖

參考文獻

1 Drysdale, A. T., Grosenick, L., Downar, J., Dunlop, K., Mansouri, F., Meng, Y., ... & Liston, C. (2017). Resting-state connectivity biomarkers define neurophysiological subtypes of depression. Nature medicine, 23(1), 28-38.

第二章　藍色風暴的侵襲

——憂鬱症的流行現況

「我們以前那個年代才沒有什麼憂鬱症，現在的人太好命，都不用擔心吃不飽穿不暖，結果憂鬱症一大堆，我真的是搞不懂。」

「你好有耐心，願意跟那些憂鬱的人談那麼久？我可能一下子會不耐煩了。」

「你要加油喔！現在社會文明病，憂鬱、躁鬱的人很多，你好好學，出來之後可以幫到很多人！」

「隔壁那個王小明聽說憂鬱症已經兩年了，吃藥也沒什麼用，關在家裡面都不出門，你學心理諮商的，有空去開導一下他。」

當我進入身心科診所擔任實習心理師，經常會冒出這些評語，不管是驚訝於憂鬱症的普遍，或者是對於憂鬱症仍存有的陌生與偏見，都讓我感受到，雖然比起以前，憂鬱症的能見度或許高了一些，但仍然有許多心理衛生推廣的部分需要努力。經過了蓋倫醫師先前對憂鬱症的講述，也讓我見識到這個疾病的多變與複雜，同時不管是與個案會談，或是觀察醫師問診，都學習到更多如何評估案主症狀的知識。

某個下午，我結束了一個諮商的會談後，來到休息室的茶水間思考著剛才會談的狀況，突然，有人碰了我的肩膀，回過頭來，看到蓋倫醫師站在我身後。

「上次對於憂鬱症的疑問，好像還有很多沒有討論完？」蓋倫醫師剛結束了一個早上的門診，看起來卻還是一樣神采奕奕。

「對啊！我還有許多問題想找蓋倫醫師討論。」

「經過上次的討論，我發現以你這種打破砂鍋問到底的程度，需要一整天時間來討論也不為過！」

「咦！」我有點摸不著頭緒。

「週六我們有個憂鬱症治療小組的醫師會議，裡面有位唐院長在憂鬱症研究方面有非常多的經驗，我打算讓你們兩人認識一下，順便讓他跟你多聊聊你想知道的問題。有興趣假日過來聚聚嗎？」

「好啊！」聽到了這個邀請，我竟然有點緊張起來，一個小小的菜鳥實習生，有機會聽到許多前輩的分享，這真的是一個難得的機會。

週六早晨，我抱著緊張的心情來到診所，發現到會議室已經被布置完畢，裡面擺放了一些精緻的茶點，也有很多陌生的面孔聚集在診所內。

一進入會議室，我就看到了蓋倫醫師向我招手。

「這位就是我跟你提過的唐醫師。」蓋倫醫師向我說著。

「你就是蓋倫提到的那個『好學彼得』嗎？」唐醫師身穿立領POLO襯衫，戴著黑框眼鏡，面露和藹微笑，穩健的口吻帶有一種奇特的幽默。

「唐醫師好，我是彼得。」我向唐醫師點了點頭，內心啼笑皆非，自己竟然被取了綽號，但還是把我累積在心底的疑惑與唐醫師進行討論。

「大家常說憂鬱症很常見，那根據研究數據的統計，盛行率到底有多高？」

「憂鬱症的狀態會怎麼演變？大概會持續多久？」

「你問得剛剛好，我等等會分享一些憂鬱症在臺灣的數據，以及憂鬱症病理的進程。」唐醫師向我笑著點了個頭，在蓋倫醫師邀請與會的醫師就座之後，打開了投影片，開始說道。

憂鬱症在臺灣的流行狀況

唐子俊診所　唐子俊醫師

憂鬱症在全世界的盛行率，大約在六%到八%左右。一個人一輩子出現憂鬱症的機會大約在兩成左右，也就是大約每五個人中就會有一人，在一生當中會經歷過憂鬱症的週期。在社區當中，大約有十分之一的人，可能會呈現憂鬱的症狀。

在臺灣大型的調查，衛生署國民健康局以臺灣人憂鬱症量表做兩萬多人社區人口的調查，可發現**十五歲以上民眾八．九%有中度以上憂鬱，五．二%有重度憂鬱。年齡上則是六十五歲以上八．四%有重度憂鬱，其次為十五～十七歲六．八%重度憂鬱，估計憂鬱人口逾百萬。**性別上來看，女性為一〇．九%，是男性六．九%的一．八倍。

如果將焦慮和憂鬱一起納入考量，長期的追蹤調查，男生和女生焦慮及憂鬱的機會，大約在四分之一左右。根據國外的研究，焦慮會開始於兒童及青少年的初期，憂鬱始於青少年的中後期，之後焦慮和憂鬱就容易混合出現，隨著出現的週期越長，就有可能成為難治療型的情緒問題，例如難治療型的憂鬱。

雖然，環境可能會影響憂鬱症狀，例如在特定壓力下，情緒比較容易低落，然而在全世界不論高收入或低水平收入的國家之中，難治型憂鬱症都有一定程度的盛行率，這顯現出在憂鬱症的影響因素裡，情緒的敏感體質，才是決定盛行率的原因。

第一個憂鬱的週期，通常是在青少年的中期，研究顯示，四十%的個案在二十歲之前，就會出現第一個憂鬱週期，女性得到憂鬱的機會比男性高。根據國外的研究，出現的高峰是在二十到三十歲，下一個高峰是在四十歲以後。憂鬱症的發生常常是逐漸惡化的，但也會突然間大幅惡化，大部分的憂鬱是週期性的，也就是一段時間的急性期惡化後，症狀可能部分恢復，再進入下一個週期，憂鬱的週期越多，憂鬱的時間可能更加的連續，對於日常生活的功能影響越大。

憂鬱症是個一輩子的疾病，有許多人希望能夠痊癒，但實際上應是指症狀改善，不要太影響生活。**要完全脫離憂鬱症，隨著發生次數越多，難度會越來越高**。剛開始在治療的時候，如果以藥物治療為主，產生效果大約會需要四到八週的時間，有些個案剛開始的憂鬱期只有三到六個月，大部分都可以在治療的十二個月內穩定。隨著生病的週期超過兩年以上，回復的比例逐年下降，如果合併焦慮，完全恢復的難度更高，更容易慢性化，對生活的功能影響越大。

憂鬱症對認知功能有重大的影響，對於課業的學習、人際關係的積極度、工作的表現和效率、出缺席的情形等，影響會越來越大。研究發現，大約有一半的患者，在治療的六個月內恢復穩定，三分之二的人需要治療更長的時間才能達到穩定，大約有近三成左右無法完全恢復，會進入慢性重複復發的憂鬱大約有二到三成，可能會演變成「頑抗型的憂鬱」，也就是用了好幾種治療藥物，仍然無法達到理想的治療效果。

如果**把長期憂鬱症的病程攤開來看，可以發現其實是一種「重複復發」的狀態，復發越多次，藥物治療的效果可能會越不好**。憂鬱症的分類當中，有一類叫做內因性，也就是和生活的壓力較沒關係，主要是對於周遭的刺激遲鈍而沒有反應，早上的症狀最為嚴重，心情低落，常常有強烈的自責和罪惡感，精神活動力出現極大的影響，這類人沒有特殊心裡議題或特殊壓力可處理，造成這些症狀的惡化。憂鬱症也可能出現幻覺，甚至身體十分僵硬，造成行動困難。

在社區當中最常看到的是憂鬱合併焦慮，對於藥物的反應常常不佳，無法完全改善症狀，治療上必須考慮其他的共病性，例如合併焦慮症和人格的問題，本質上，憂鬱症是一個慢性重複復發的體質，多容易合併其他的情緒問題，罹患後，就不容易完全恢復，同時也要小心逐漸演變成越來越不容易治療。

「聽到這裡有什麼新的想法嗎？」唐醫師突然兩眼直盯著我，讓我嚇了一跳，但也開始組織腦袋當中滿滿的訊息。

「聽完了這些，我認為要面對憂鬱症是非常不容易的一件事情。甚至對許多人來說，憂鬱症就像是感冒一樣，找不出什麼具體的壓力原因，就會突然掉進無底的深淵，而且掉越多次，好像就會習慣一直在這麼低落的狀態。」我一邊說著，一邊想到了被診斷出憂鬱症的朋友。

「假如真的像報告所說，憂鬱症在國內盛行率這麼高，或許我身邊還有很多人，也正默默承受著憂鬱症的折磨，沒有讓其他人知道。」

「嗯。」唐醫師點了點頭，似乎在鼓勵我說下去。

「憂鬱就很像一個黑色的漩渦，一開始讓我們非常不舒服，掙扎著想要逃離，但到後來開始席捲我們整個身心，讓自身的思考能力開始凍結，精神也開始變得萎靡。」說完這些話，我腦中除了自己的親友之外，也浮現出先前碰過的個案們，以及許多來診患者的面容。

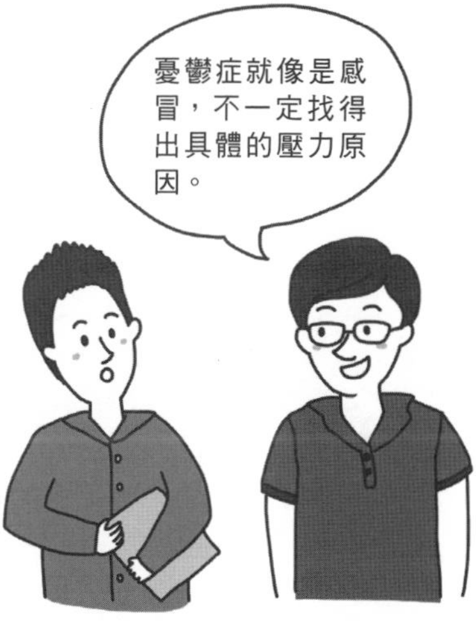
憂鬱症就像是感冒，不一定找得出具體的壓力原因。

第三章　憂鬱症的大腦

「王媽媽，我是彼得，好久不見！」

「好幾年沒看到你了，進來坐啊！怎麼有空過來？」

好多年沒有踏進王小明的家，自從高中之後就沒什麼再聯絡，差點忘了我小時候曾經在這裡跟他打PS2到昏天暗地。

「小明現在還好嗎？」

「唉……兩年了，除了回診拿藥之外，都沒有出門，也沒有去工作……」

王媽媽剛端出一盤水果，聽到我的詢問後，臉色馬上黯淡下來。

「也不能講他，講了就會生氣，說我都不了解他，都在看不起他……」

「有聽說是為什麼嗎？」我小心翼翼地問著。

「就是以前在上班的地方有人看他不順眼，帶頭排擠他，他離職之後，女朋友又突然跟他分手，之後就把自己關在家，一直說自己很沒用，也會一直哭……」

王媽媽放低音量，生怕我們的討論會讓房裡的兒子聽見。

「後來他的記憶力變差，也沒辦法專心聽人家講話，聽一聽就會走神。」

「這兩個月開始，狀況好像越來越差，整天都在房間睡覺，睡到都叫不起來，叫起來也是整個人都呆呆的，問什麼也不回答。」

「我看一下，如果他現在醒著，你應該可以進去跟他聊一聊。」

王媽媽躡手躡腳走到房門，偷偷開了一條縫，看了一下之後，失望地轉過頭來。

「還在睡，現在不能叫他，叫了他會生氣。你先回去吧，過幾天再來，我再跟他講你有來找過他。」

此刻我在心中想起他國中時沉默且壓抑的樣子，小明如今罹患憂鬱症，好像可以從以前找到些蛛絲馬跡。

突然被捲入回憶漩渦的我猛然驚醒，發現自己正在診所的會議室當中，唐醫師的雙眼正盯著我。

「你對憂鬱症的描述非常生動，這也是我們每天在門診當中所面臨的挑戰，許多人甚至不敢讓其他人知道自己來過身心科，也獨自承受著這個疾病的折磨。」唐醫師原本專注的眼神逐漸和緩下來，透露出一種不捨的氣息。

「那麼，這個疾病又會怎麼影響我們的大腦跟身體呢？」我心中浮現了小明

的樣子，同時也在想，在日益蓬勃的研究之下，科學之眼會如何凝視憂鬱對身體的侵襲。

「果然是好學的彼得呢！」唐醫師推了一下眼鏡，從電腦當中點開了一份PPT。

「既然你帶出了我等下的講題，那就來聽聽吧！」

憂鬱症的生理變化

唐子俊診所　唐子俊醫師

憂鬱是大腦對內外壓力的過度敏感

憂鬱主要來自於生物、心理，還有社會等各個因素的結合，也就是有憂鬱症的體質，再加上不利的環境刺激和變化，讓這些體質越來越強。例如說產後憂鬱症，並不表示每次生產才會得到憂鬱，而是第一次憂鬱出現在生產之後，之後的憂鬱就跟生產與否無關。

許多生產之前就有憂鬱體質的個案，可能在懷孕初期以及產後也可能都會有憂鬱的症狀。長期追蹤研究發現，**月經前的情緒敏感、產後的憂鬱以及更年期的憂鬱可能是同一種體質的不同時期延伸**，這些體質可推測有相互性。

大腦的神經傳導物質分泌不足及過度損耗

憂鬱症被認為與神經傳導物質的失調有關，其根據來自於治療憂鬱症的藥物，主要是用來調節大腦的血清素、正腎上腺素和多巴胺。現在廣泛使用的藥物也稱作「血清素再吸收抑制劑」「血清素腎上腺素再吸收抑制劑」等，主要是讓神經傳導物質不要被過度破壞和損耗，以達到症狀改善的效果。但是由於藥物治療的個案相關研究，呈現出藥物治療的反應沒有如預期的高，甚至在美國大型的研究中發現，使用一次抗憂鬱劑藥物就有效的機會，大約只有五成左右，無法使用這種模式來解釋大部分的個案。加上藥物可能需要花好幾個禮拜的時間，部分人在等待的期間就已經退出或放棄治療，或者因為早期的藥物副作用沒有辦法讓他完成四到八週的治療，也無法預期相關的治療效果。初次的治療不完整，爾後繼續的復發，也就越來越不容易治療，造成慢性化。研究也發現，大約有兩到三成的個案，會演變成為藥物難治療的個案，對生活品質和腦功能造成重大的影響。

憂鬱也與基因有關

憂鬱症具有中等強度的遺傳性。**憂鬱症患者其一等血親有憂鬱症的相對風險為一般人的三倍。**

全基因組關聯分析（GAWS）找出了一些可能有危險性的基因。如擁有這些基因的人經歷過創傷事件，例如：童年創傷，或者一年內的重大威脅性創傷、慢性的生命威脅壓力、長期的身體疾病和經濟的困境、失業和重複的分離哀傷反應、長期受到暴力的威脅，都可能誘發憂鬱的體質，甚至不容易消退，成為慢性的情緒問題。

雖然一群人同樣暴露在巨大的壓力之下，但不是所有人都會得到嚴重的情緒和壓力反應，例如在重大創傷後壓力症候群（PTSD）的研究中，大約只有四分之一的人會出現，但是慢性的創傷症候群大部分都以憂鬱收場，小時受到虐待、忽略，也會養成容易引發憂鬱症的脆弱體質，或是在青少年或成人階段經歷某些事件後，造成憂鬱體質被開啟，再也無法回到基準線，成為重複復發的憂鬱。

此外，一般生活的壓力之外，不規則的睡眠、持續不消退的情緒、身體的壓力荷爾蒙無法下降，再加上大腦的壓力荷爾蒙回饋機制失調，這些都容易誘發憂鬱體質。

一般人在遇到壓力之後，情緒很容易回到基準線，但是情緒敏感的人則相反，壓力消退後，身體也無法回到待機狀態，如此**長期暴露在這種高壓力荷爾蒙下，身體的回饋調節機制會出現問題**。研究發現，長期負面情緒無法消退，壓力荷爾蒙接受器的基因就會產生甲基化（methylation），造成壓力荷爾蒙無法踩煞車，導致大腦的壓力回饋機制失調，讓憂鬱提早出現並且容易慢性化。

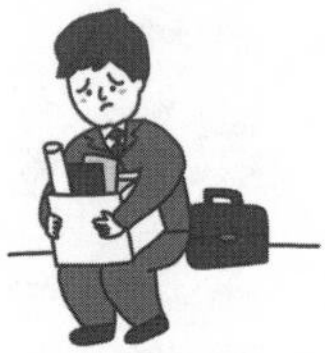

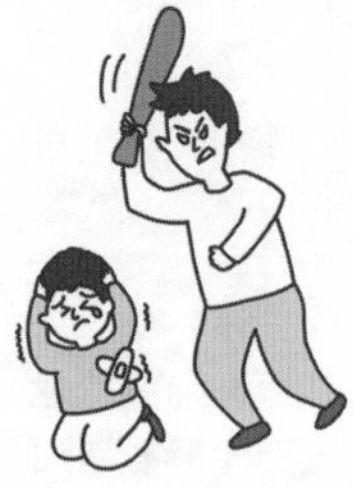

壓力誘發憂鬱體質，體質讓大腦更加敏感

壓力和體質的互動表現，通常參考的是表觀基因學（Epigenetics）。這個理論當中，特別提到了**憂鬱體質會受到環境的調節和影響**，

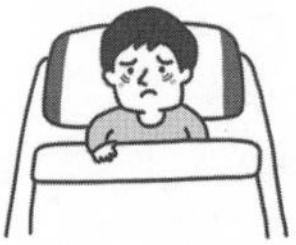

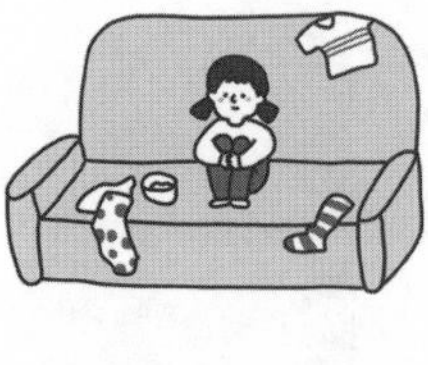

憂鬱基因會在不利的環境當中被誘發。環境不利的因素，經由複雜的機制，會改變大腦的神經生理迴路，讓大腦的神經可塑性下降、環境的調適力變差、壓力的復原力減弱。在情緒敏感狀態下，身體好像有長期打不完的仗，沒有辦法回到休息狀態，可能導致出現憂鬱的機會越來越高，不容易消退，造成全身性的問題，例如慢性的發炎疾病、心血管問題、免疫力下降和自體免疫、三高的危險性增加，甚至腦功能下降和失智症的危險增加。

憂鬱症的大腦變化

憂鬱症大腦結構和功能的變化

由於大腦影像學的發達以及病理學的技術越來越成熟，我們可以得知大腦的結構和細胞更精密的變化。隨著憂鬱的週期和進行，大腦的體積會逐漸萎縮，海馬迴的體積也會越來越小。研究中發現，**憂鬱症患者的海馬齒狀回的體積，僅是一般人的一半**，治療之後是否能夠恢復，現在還沒有一致性的定論。功能性的神經影像學可以看到大腦網絡造成的影響，例如調節情緒、憂鬱和焦慮反芻的時候，大腦到底是受到什麼影響，對於愉快的刺激高興不起來（anhedonia）、自我覺察的能力下降，到底是哪些網絡受到的影響等。而大腦的區域則有不同的活化狀況，有些區域的活性過度升高，有些區域的活性則過度下降。

一般而言，大腦的情緒中樞杏仁核活動性太高，並且和大腦的其他區過度連結無法跳開，如前扣帶迴的膝下區（subgenual anterior cingulate），然而，大腦的島迴以及背外側前額葉（DLPFC）卻過度冷卻而不活化，導致於額葉從上而下的調節機制出現異常，這時候即使藥物能調節情緒中樞，但大腦的額葉功能不佳，對於藥物的反應也會不太敏感。如果額葉的功能下降更多，需要用到這些區塊的心理治療，例如認知行為治療，會由於患者的注意力和記憶力不佳，大腦反應太慢，對於心理治療的內容也失去記憶，導致整個治療進行的相當困難。

憂鬱的大腦都是不同的，相關的研究沒有辦法類推到所有的人，需要個人化的治療。輕到中度的憂鬱症狀，使用藥物和心理治療就有一定的療效，但是中到重度的憂鬱，或者多次週期的憂鬱，藥物治療的效果只會越來越不好，進而變成難治療型的憂鬱。一旦腦力開始嚴重惡化，就必須要更積極的採取，例如神經調節術的治療，甚至是更進一步研究中的深部腦刺激的手術治療。

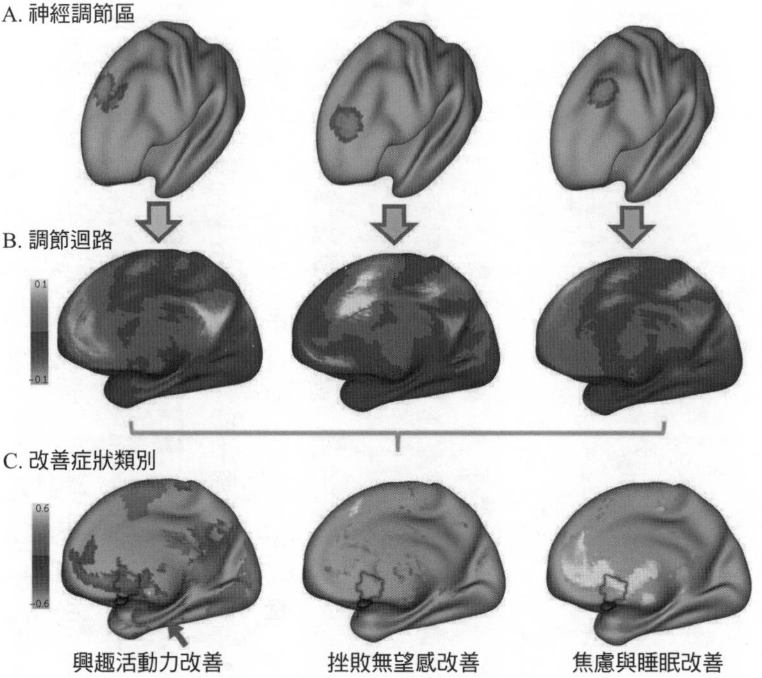

憂鬱症大腦相關位置及rTMS神經調節後治療效果

憂鬱症造成神經老化及神經壓力調節力下降

神經的成長和調節的能力，我們稱之為神經可塑性（Neuroplasticity）。神經可塑性會受到發炎，以及下視丘、腦下垂體、腎上腺HPA失調的影響，也就是內在和外在刺激，都可能改變神經成長跟調適環境的能力。

神經成長和調節的能力受到了大腦親神經因

子（BDNF），也就是神經成長因子的影響。在憂鬱的大腦中，這些神經成長因子濃度下降許多。長期追蹤研究後發現，**憂鬱患者的腦細胞和免疫細胞提早進入了老化的機制**。在早期，藥物和心理治療可以促進神經的修復能力，如果神經修復的能力下降，出現憂鬱症狀的機會將越來越多，對於環境的應變力也越來越差，稱之為「復原力下降」。在研究中發現，如果憂鬱症患者沒有接受適當的治療，大腦海馬迴細胞當中，齒狀回（dentate gyrus）的顆粒細胞減少，即使之後接受治療，海馬迴的這些細胞開始能夠活化和分化，但是隨著憂鬱的週期越多，藥物治療也會逐漸效果不佳，腦功能下降的機會越大。

憂鬱症的大腦變化對於全身症狀的影響

無法消退的敏感情緒

憂鬱症研究中，最有名的是**下視丘——腦下垂體——腎上線軸（HPA）異常理論**。這個理論的相關研究，也有相當長期的歷史，主要是因為在許多憂鬱症患者身上，發現壓力荷爾蒙等內分泌異常。血清當中可體松的升高，造成大腦無法加以調節和抑制，壓力荷爾蒙一旦上升，上升的幅度就會比一般人大，也不容易下降，後來發現在大腦壓力荷爾蒙相關的接受器收到高濃度的壓力荷爾蒙訊號，沒有辦法產生回饋，也就是無法踩煞車，而這些主要的煞車系統，有一部分在大腦的記憶區。這種居高不下的壓力荷爾蒙使大腦的記憶區超過負載，造成認知功能下降。

雖然有這樣的理論和研究結果，但直接使用相關藥物，並沒有辦法調節情緒，這部分仍是醫學需努力研究。

憂鬱症使身體發炎

由於壓力荷爾蒙上升，交感神經被活化，身體的免疫系統也開始啟動，周邊誘導發炎細胞的細胞激素以及中樞神經神經的免疫膠細胞、星狀細胞也都受到細胞激素的影響，影響了迷走神經。這也解釋了身體的免疫細胞攻擊自己的這種免疫疾病，何以常常伴隨憂鬱的症狀，或者在治療肝臟的疾病時，使用干擾素這種細胞激素，也會常常誘發憂鬱的症狀。

研究發現，**兒童時期經歷過強烈的壓力、霸凌或創傷，身體的細胞激素會長期居高不下，在青春期容易成為憂鬱症**，中樞神經免疫細胞過度活化，除了憂鬱症之外，也被認為可能跟後續的失智症有關，兩者之間互為增強，在臨床上的確看到長期憂鬱的個案，認知功能下降，失智症的危險性增加許多。

「還活著嗎？」唐醫師關心的聲音傳來。

「我覺得好像把大學時期上過的那些知識，又重新複習了一遍！聽完了這些生理的機制，讓我驚訝的是，原來長期浸泡在壓力下的大腦與身體，竟然會有這麼多的傷害。」我回過神來，看著桌上抄得滿滿的筆記，也回想起過往那些準備大考、面對失戀、親人過世的那些日子。當時浸泡在壓力當中的自己，不見得會有什麼強烈的感覺，但許久不見的朋友們，總會被我疲勞與低落的樣貌給嚇壞。

「那麼，我們可以如何協助這些受苦的人們呢？」好像突然有一扇門被打開了，我下意識地脫口而出。或許在協助別人之外，更多的部分，也想知道如何協助自己。或許我不一定有到憂鬱症的程度，但也曾徘徊在憂鬱的低潮當中，久久不能自已。

唐醫師沉默了，蓋倫醫師沉默了，其他與會的醫師也沉默了，但那沉默有種奇特的共鳴與溫暖，或許，大家也都很關心這個問題。每個助人者的背後，也都有一顆想要幫助自己的心。

我也沉浸在這樣的沉默當中。

參考文獻

1 Siddiqi, S. H., Taylor, S. F., Cooke, D., Pascual-Leone, A., George, M. S., & Fox, M. D. (2020). Distinct symptom-specific treatment targets for circuit-based neuromodulation. American Journal of Psychiatry, 177(5), 435-446.

第四章　真的需要治療嗎？

「我昨天去看診，你們的醫師說我有憂鬱症，這樣是不是沒救了……」電話裡，一名婦人的聲音傳來，話語中充滿忐忑與焦慮。

「妳對於被醫師診斷為憂鬱症，好像有許多擔心和疑問，願意和我聊聊嗎？」面對這樣龐大的焦慮，我吸了一口氣穩住自己，準備好好承接。

「我本來不想讓家裡的人知道來診所，但是藥袋不小心被發現了，老公就一直罵我，說我只是想太多，根本不是憂鬱症，也不需要去吃那些抗憂鬱劑。」她的焦慮開始蔓延，成了一種停不下來的喃喃低語。

「所以我是不是真的沒救了……是我自己抗壓性太低對不對？電視上說得憂鬱症的人其實都是不知足，是不是我要求太多、是不是我一直都很失敗，然後到現在還得了憂鬱症，我的人生真的要完蛋了……」

「妳先跟我一起深呼吸一下，慢慢調整一下狀態。」我打斷了她，協助她從低潮的漩渦暫時回到這個當下。

「對於憂鬱症，我知道妳有很多的自責與害怕。但我想跟妳說的是，醫師所做出來的診斷，並沒有要指責妳是一個失敗的人，而是想告訴妳，當這些憂鬱情緒的強度、持久程度開始嚴重影響生活，或許需要給自己一點時間調養一下。」

電話那頭，原本焦慮的聲音安靜下來，慢慢變成陣陣啜泣。

「對，我壓力真的好大，但沒有人願意相信我真的很難過，每個人都說我在逃避、每個人都說我太軟弱……」

實習來到第三個月，除了接個案與跟醫師的門診以外，也需要針對就診民眾進行電訪關懷，坦白說，這真的是一門充滿未知的任務，畢竟你永遠不會知道電話那頭的人，帶著什麼樣的狀態與需求。

在電訪關懷裡，我看到了人們在面對醫療協助，以及精神疾病的身分時，展現出的各種樣態。有的人接到診所的關懷電話，很快表示自己已經沒事了，不再需要回診；有的人滔滔不絕講著自己被醫師認定有憂鬱症時，所感受到的懷疑與抗拒；有的人則滿懷擔憂地問了很多如何治療、如何改善的方法，擔心人生會不會就此完蛋。

「憂鬱症患者要進入治療，也是一場拔河。」

某天晚上，我結束了關懷電訪後，在休息室裡記錄著剛才的情況。我一邊想著，如果我有憂鬱症，我會如何看待我自己？是否也會覺得自己太過軟弱、鑽牛角尖而拒絕求助？我是否願意讓親朋好友知道，我可能生病了，需要幫助？

此時，我也想起了先前在櫃檯協助民眾掛號的經驗。熙來攘往的看診人潮裡，每個人都熟練、自然地掏出健保卡掛號，並進入候診區等待，唯獨一位小妹妹，站在靠近門口的地方，雙眼直直地望著在櫃檯的我。

「需要幫忙嗎？是複診還是初診呢？」

我一如往常問著，然而在詢問的當下，這個小妹妹開始手足無措，眼神開始猶疑，像是要說些什麼，卻又很緊張地搖搖頭，然後馬上走出了門口。過沒多久，又再次走了進來，那眼神帶有一點惶惑與無助，看起來需要幫忙，但我眼神與她接觸的時候，她馬上又搖了搖頭，慌忙跑出門口。

意識到自己有心理的困擾，到要尋求專業的醫療協助，背後其實也需要很多的勇氣。

此時，我看到了一個身影從茶水間走了出來，原來是剛下診的周醫師。

他叫周呈叡，進入診所擔任全職醫師剛滿兩個月，除了門診的業務，近期被蓋倫醫師任命為腦科學小組的組長。

「周醫師！」我叫住了他。

「怎麼了？」周醫師從背包拿出了兩個拳套，看來等等又準備去上拳擊課。

「被診斷有憂鬱症的人，他們的家人或朋友都容易覺得他們是在裝病，或是單純覺得他們是想太多，導致患者們最後狀況真的很嚴重，也會一直自我懷疑，不知道如何求助。面對這樣的人，你會如何陪伴他們？」

「說實話，還是有很多人難以接受自己有憂鬱症，我們也需要花點時間，向民眾解釋這個病症會如何影響生活，並鼓勵對方接受相應的治療。」

周醫師喝了一口手裡的茶，下診後換掉醫師袍的他，帶有幾分清爽。

「我可以跟你分享一些我的心得，當年的我也花了好一段時間，才知道如何面對患者這樣的心路歷程……」

從抗拒、困惑到面對

振芝心身醫學診所　周呈叡醫師

「我不知道我到底怎麼了，好像整個世界突然都變了……」

在門診會遇到形形色色的人，帶著不同的故事與疑惑來尋求解答，而精神科醫師面臨的挑戰，通常比其他科醫師要來的複雜一些。糖尿病的病人只要抽血看報告就知道血糖高不高，肺炎的病人照張X光片就看得明白，街坊鄰居親戚朋友不會說他沒有生病，醫師的任務就是說服病人來接受治療。但醫師在面對憂鬱症病人時，還沒進入治療階段，在是否生病了這件事上就要花許多時間討論，反覆討價還價努力尋求共識，「我到底有沒有生病？」「這樣算是憂鬱症嗎？」是許多病人內心常有的疑惑，也導致他們時常因此躊躇不前，不知是否該尋求幫助。

悲傷低落的情緒是每個人生命中都會經歷到的，並不是心情很難過就代表生病。

不過，若低落情緒持續時間太長，程度太強烈到影響日常生活，包括課業或工作、人際關係和自我照顧能力等各個面向，就會被歸類為疾病。憂鬱症在初次發病時，常和生活中的壓力事件有關，例如工作壓力、感情困擾、人際關係議題等，因此許多病人會合理化自身憂鬱症狀為單純對事件的反應，陷入對自我的懷疑與批評，「可能是我不夠堅強吧」「想開一點就好了」，猶豫不決而讓憂鬱症狀持續加重，錯過治療的時機。另一方面，也有人是擔心周遭人的看法而不敢就醫，認為得了憂鬱症是件很丟臉、很可怕的事情。

事實上，**憂鬱有其生理上的成因，包括大腦中神經傳導物質血清素不足、壓力荷爾蒙失調、調控情緒的神經細胞活性失去平衡**等，對醫生來說，就像是高血壓、糖尿病一樣，只不過生病的部位是大腦，不需帶上有色眼鏡去解讀這個疾病。在門診常常聽到患者不願意來治療的另一個原因，是害怕吃藥的副作用及藥物依賴。目前對於**憂鬱症的治療方式十分多元，單藥物部分就有十幾種選擇，而藥物在合理劑量下產生依賴性的風險很低，除此之外還有心理治療、磁刺激治療等不同方式**，患者可以在門診與醫師討論治療方向，若治療出現副作用也可以隨時調整，相信醫師都是抱持著一個開放的態度，努力與患者一同尋找出最適合的治療模式。

整體而言，由於上述種種因素，即使近年來心理衛生觀念逐漸普及，但臺灣的憂鬱症患者就醫比例仍然不高，平均每五位就只有一位願意就醫。憂鬱症在妥善治療下是可以痊癒的，沒有穩定治療會對生活產生巨大的衝擊，即使症狀改善了，也會留下許多後遺症。實際上，憂鬱症患者並不需要獨自去面對這些痛苦，專業的醫療可以協助患者走出生命的幽谷。

「所以，憂鬱症與一般的憂鬱，差在持續的時間，以及強度，還有對生活功能的妨礙……」我沉吟著。

「那麼，要是拖得越久，有可能會自己好起來，不用接受治療嗎？還是會更惡化呢？」

「其實憂鬱症是有機會自己好轉的，但如果環境、心理上的壓力沒有解除，進而讓憂鬱症狀持續，對於心理、生理功能的損害就越重，而且未來也會更容易復發。」

周醫師闔上了筆電，看了一下手機。

「而且現在的治療選擇越來越多元，有很多種不同的方式，及早幫助憂鬱症患者痊癒。所以還是要鼓勵大家，若是覺得自己不對勁，還是要及早就醫。」

「我先去打拳了，有問題之後再討論吧！」

正當我還想再多問的時候，他已經走到了門邊，瀟灑地擺了擺手。

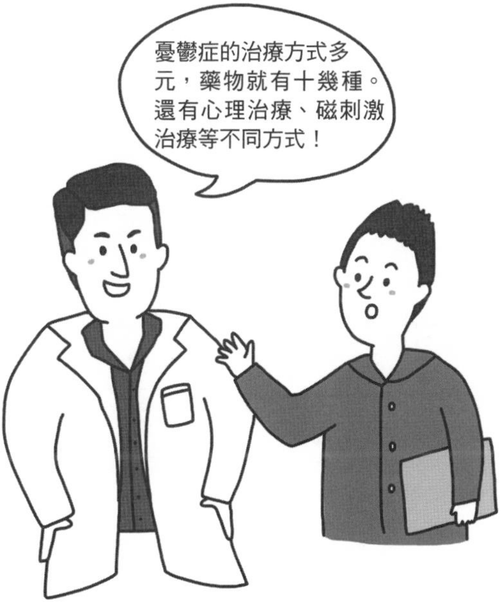
憂鬱症的治療方式多元，藥物就有十幾種。還有心理治療、磁刺激治療等不同方式！

第五章　憂鬱藥不藥？

「我覺得自己的憂鬱已經快好了，可以停藥了嗎？」

會談室裡，眼前的小女孩直視我的雙眼，那眼神有些不情願。

「這樣啊？醫師開給妳的藥吃得怎麼樣了？」

我嘗試著理解眼前這個女孩的猶疑，同時眼角一瞥，她的左手腕上有著淡淡的幾道疤痕。

她是小怡，今年剛升上國二，自從發現男朋友劈腿自己最好的朋友之後，生活頓時一片黑暗。她在學校裡像個遊魂一樣，無心課業，也不想跟任何人說話。隨著同學們的閒話，小怡漸漸地連學校也沒辦法去，整天在房間裡哭泣，也會在半夜的時候偷偷割腕。

剛開始被醫師轉介來心理諮商的幾次，她幾乎不太與我的眼神接觸，只是冷漠地說自己沒事，一切都很好，然後呆呆地盯著前方的牆壁發呆。

那段時間裡，我常常在問了幾個問題得不到回應之後，就表達我願意在這裡陪她，然後兩人一起在這樣的靜默中待著。之後，小怡漸漸從一開始的沉默轉變為可以陳述自己發生的事情了。

在這樣的過程中，小怡從原本的呆滯與憂鬱狀態，漸漸出現了很多的憤怒，開始跟我說著「那個婊子」如何勾引她的男友，而她的男友是一個多麼糟糕的渣男，枉費她對他付出這麼多的苦心等等。

「我可以不要吃藥嗎？」小怡突然停下來看著我。

「怎麼了嗎？」我的注意力還在在她所敘述的故事當中，面對這突如其來的問句摸不著頭緒。

「因為吃完之後睡到我媽都叫不起來，也沒辦法去上學。」

「這樣啊？那妳覺得對妳的心情有幫助嗎？」我持續追問著。

「應該還好吧，反正吃完就鈍鈍的，比較不會想那麼多。」

她聳聳肩，輕描淡寫地說著，接下來又不斷開始述說她對朋友與男友有多好，以及擔心同學知道自己來拿藥會多麼沒面子。

「這次我們的諮商就先到這邊，吃藥的部分，還是要回門診跟醫師討論喔！」

「掰掰。」

結束會談之後，我看著她離去的背影，心中環繞著無數的疑惑。

跟小怡幾次會談下來，一直覺得她與我有種說不出來的距離感。她一直拉著我說很多很多的故事，但每次我關心她的情緒時，她總會有意無意地避開，然後又再次地跟我抱怨。

如果她說每次吃完藥就會鈍鈍的，那她剛才在會談室的狀態，到底有沒有吃藥？會不會已經自己停藥了？這樣真的好嗎？

在這樣的會談當中，我又能幫上什麼忙？休息室裡，我抱頭沉思著，但內心亂得像一團毛線球。

「不行，這樣想下去不是辦法，我需要一點專業的意見。」

我決定去找小怡的主治醫師聊聊。

小怡的主治醫師叫蔡佩蓁。俐落的短髮，配上有型的打扮，剛來到診所三個多月，面對青少年族群總是很有一套。

「蔡醫師，方便跟妳討論患者的事情嗎？」我敲了一下門，蔡醫師抬起頭。

「怎麼啦？」她放下手機，親切地看著我。

於是我回報一下小怡目前接受諮商的狀況，也提出了內心的疑慮。

「是啊，這孩子真的很堅強呢！」蔡醫師帶著神祕的笑容說道。

「我在門診已經跟她聊過，你猜的沒錯，她已經自己停藥好一陣子。」

我苦笑了一下，小怡當時那麼急著把話題帶開，肯定事有蹊蹺。

「其實，她也是因為情緒突然又掉下去，連拿刀子割手都沒有辦法恢復情緒，所以才趕快跑來回診。」

「為什麼會這樣呢？」我大惑不解。

「事實上，藥不能自己隨便停的，藥物需要一段時間才能開始作用。」

看到我好奇的眼神，蔡醫師笑了一下，接著開始說道。

「既然你想聽，那我就來簡單介紹一下憂鬱症的藥物治療吧！」

吃藥真的有用嗎？

振芝心身醫學診所　蔡佩蓁醫師

腦神經透過神經傳導物質執行許多重要的生理調控，如動作、情緒與記憶等，這些神經傳導物質包括多巴胺（dopamine）、血清素（serotonin）與正腎上腺素（norepinephrine）等。憂鬱症的成因就與神經傳導物質間的不平衡有關。藉由調節神經傳導物質間的平衡，憂鬱症症狀得以緩解，縮短病程進而治癒。

一般來說，服用藥物約兩至三週便會逐漸出現療效，三個月可達到治療效果，且建議於症狀緩解後仍需穩定服藥一段時間，才能有效降低復發風險，患者不宜自行停藥或改藥。目前使用的抗憂鬱劑種類繁多，但可約略分為以下幾類。

第一代抗憂鬱劑

三環抗鬱劑（TCA）

目前使用率較少，是最早出現的抗憂鬱劑。此類藥物主要作用在多巴胺、血清素、腎上素等受體。可能副作用包含：心律不整、姿勢性低血壓、口乾、便祕、噁心、視力模糊、尿液滯留、肌肉痙攣、癲癇、性功能障礙、跌倒風險上升、體重增加、過度鎮靜。

單胺氧化酵素抑制酶（Monoamine Oxidase Inhibitors, MAOI）

可能副作用：姿勢性低血壓、肌肉痙攣、性功能障礙、體重增加。

選擇性血清素回收抑制劑（ＳＳＲＩｓ）

ＳＳＲＩｓ類藥物是目前最常使用的憂鬱症藥物，這類藥物可選擇性的抑制血清素再吸收，提升血清素濃度，可說是治療憂鬱症的第一選擇。

ＳＳＲＩｓ常見副作用包含噁心、反胃及抑制性欲。噁心反胃常於服藥初期或是調整劑量時出現，通常一至兩週穩定治療後，此類副作用可以逐漸改善。

另外，ＳＳＲＩｓ類藥物其他常見副作用還包括頭痛、頭暈或失眠，但同樣是在穩定服藥後兩週後會逐漸好轉。

正腎上腺素與血清素回收抑制劑（SNRIs）

正腎上腺素與血清素回收抑制劑（SNRIs）的作用機轉接近SSRIs，但增加了正腎上腺素受體。SNRIs類藥物常見副作用為噁心、頭暈、失眠、鎮靜、便祕、流汗等，另可能導致血壓升高。如果服用高劑量，或是本身就有高血壓，應每天監測血壓。

SSRIs類和SNRIs類治療範圍廣泛，除了用於憂鬱症，還可用來改善成癮、焦慮、強迫症，以及治療衝動控制。

正腎上腺素與多巴胺回收抑制劑（Norepinephrine-Dopamine Reuptake Inhibitors, NDRI）

可能副作用：高血壓、尿意滯留、頭痛、癲癇、活動力旺盛、失眠、噁心、嘔吐。

其他類型藥物

其他還包含血清素調節劑（Serotonin Modulators, SM）、正腎上腺素和血清素調節劑（Norepinephrine Serotonin Modulators, NSM）及melatonergic促效劑（MT1與MT2接受器）與5-HT2C拮抗劑等。

各類藥物因作用機轉不同、受體不同，副作用也不一。

未遵醫囑服藥，效果差易復發

理想上，憂鬱症完整的治療可分三大階段，一開始為急性期，平均約需治療三個月，接續為持續期（治療四至九個月）、維持期（至少一年以上），才能達到症狀緩解、功能恢復、避免復發等目標。抗憂鬱劑的副作用並非文獻報告的每一樣都會發生，且若真的發生，仍有相對應的解決之道。

如何面對憂鬱症藥物副作用？

遵守醫師指示，不可自行增減劑量或貿然停藥，有些藥品突然停藥後可能產生戒斷症候群，引發身體不適。

服藥一段時間後，身體會逐漸適應藥物而減緩副作用，如果副作用持續存在且影響生活品質，應主動告知醫師，評估是否調整劑量或用其他藥物替代。

出現較嚴重的副作用，如紅疹、搔癢、呼吸急促、顫抖、無法控制的肌肉運動、心跳異常等時，應立即回診。

就醫時，因不同藥品間有可能出現交互作用，故應主動告知醫生目前服用中的藥物，以及自身藥物過敏史。

「現在的藥吃得怎麼樣了？」會談室裡，我看著小怡。

「這次的藥比較好一點，上次醫師幫我開的藥太重了，吃起來超不舒服，我就自己停下來，結果一直在睡。」

她露出了一個哭笑不得的表情，但好像也有種鬆了一口氣的感覺。

「現在才知道停藥的後果，上次突然整個情緒掉下去，那時候只想死……」

「藥物不能自己隨便亂停，如果真的很不舒服，也要趕快跟醫師講，醫師才知道怎麼幫妳換藥喔！」

我回想起蔡醫師先前分享過的內容，忍不住再度提醒了她一次，她點了點頭。

「這個部分知道了就好，我們來聊聊妳最近的生活吧……」

聽到我換了話題，小怡抬起頭，眼神閃著光芒，準備繼續述說她的故事。

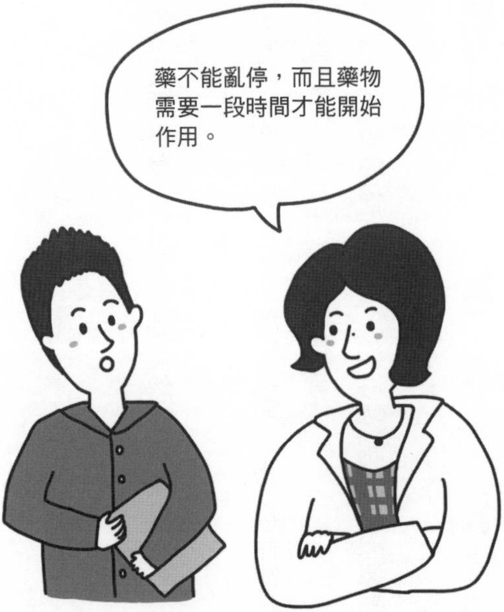
藥不能亂停，而且藥物需要一段時間才能開始作用。

第六章　聊天就能不憂鬱嗎？

又是一個突然醒過來的半夜。我起身看了一下手機，上面閃爍著四點三十五分。

「怎麼會是現在這個時間醒來……」

我苦笑了一下，本來想再睡回去，但身體好像被一種濃濃的焦慮感給包裹住了，像是在提醒我，有一個結必須解開，才能再度睡回去。

內心掙扎了一會兒，還是緩緩爬下床，坐在書桌前。

進入碩班已經邁入第三年，我也在這間雅房住了第三年。這已經是數不清第幾次，突然在凌晨醒來，而且無法再度入睡。

我環顧了一下這間雅房，五坪左右，不算小，只是沒什麼收納的空間。床邊、地上、窗台邊、書桌上，堆了滿滿的書籍。

在碩一尚未開學的時候，我懷著一絲忐忑，以及滿腔的熱血，期待進入這間許多人稱羨的諮商研究所就讀。

而這三年，我們拚了命地學習，太過害怕自己經歷得不夠多，學得不夠多，擔心著自己如果不夠好，就無法承接眼前的個案。

眼前滿溢出來的書籍，象徵著許多的雄心壯志，也象徵著我滿溢出來的焦慮感。

「怎麼了？為什麼我會有這樣的感受？」

我持續問著自己，也拿起了筆在紙上自由書寫著，隨著文字的浮現，心底紊亂的思緒被一個個放在眼前的紙上。我在返校的督導課、畢業論文的更改、心理師國考，還有診所的實習之間，來回檢視著。

「是不是我能力不好，所以沒有辦法給她好的治療，沒有辦法讓她從憂鬱的狀態好起來……」

寫出了這句話的當下，心底的感受突然找到了一個出口，我竟然有種想哭的衝動。於是，我順著這句話的軌跡持續探索，嘗試想要弄清楚這困住我的感受是什麼。

「妳好，我是妳的諮商師彼得，今天來這邊想要聊些什麼呢？」

「……」

眼前的女子沉默不語。她的頭髮凌亂，半閉的眼睛帶著大大的黑眼圈。

她叫小佳，今年大三，嚴重的憂鬱症讓她根本沒有辦法去學校，只能每天待在家中。父母心急如焚，趕緊將她帶到診所看診。

「現在坐在這裡，會覺得疲累嗎？」

面對無語的情境，我一邊調整內心不知所措的感覺，一邊留心她的狀態。

過了良久，她才點了一下頭，淚水又從紅腫眼睛當中流下。一股灰色的氣息綻放開來，籠罩在會談室當中，接著是好久好久的沉默。

「這樣的狀況大概持續多久了呢？」我問話，她仍舊呆滯。

「有沒有兩個月？」意識到她幾乎沒辦法回答開放式問題，我只好改成比較容易回答的問句。

她的表情木然，又過了幾秒，才再度緩慢地點頭。

在接下來的過程裡，我靠著她的點頭與搖頭，知道她這樣的憂鬱至少超過兩個月，以前也曾經爆發過一次濃烈的憂鬱，曾經在學校找過諮商師，但也是像現在這樣沉默，除此之外，好像也變得越來越想睡覺。

問答的過程，我也不太確定她是不想理我，還是在思考怎麼回答？每次的提問，都得等上好幾秒鐘，甚至有時要重講一遍，才會換得一個微微的點頭或搖頭。

我持續感受到那種黑色的氣息越來越劇烈，好像也在摧毀著我的內心。我開始懷疑一切的問話好像都沒有意義，自己心中的焦躁也越來越濃。

「所以妳今天希望我可以如何幫妳呢？」

單方面的提問持續了三十幾分鐘，我感受到一陣疲累，同時也揣摩著，這個諮商到底可以如何協助她？但眼前的人仍舊沒有什麼反應，彷彿即將睡去，而我也靜靜地待在她的對面，感受著眼前的氛圍，也感受著自己的狀態。

送走她之後，我在休息室裡呆呆地看著窗外，好像墮入迷霧一樣，一方面好像也沾染著那份灰色的絕望感，一方面也懊惱著自己好像沒有幫到她什麼。

我突然回想起，剛剛在會談裡，面對我的提問，她時常有稍微別開頭的動作，有種愛理不理的感覺，或者有時候幾乎快要睡著，好一陣子才會抬起頭，想要重新確認我到底有沒有問問題。

不知道為什麼，我內心回憶起她這些表情的時候，突然感受到一種深沉的挫敗與落寞，一切的行為彷彿失去了意義，所有的問話變成了一個很可笑的存在。

「是不是因為我不夠好，才幫不到她？」在每週一次的個別督導裡，我哭喪著臉問。

「為什麼會這樣想呢？」督導坐在我的面前，溫柔的問著。

我迫不及待地描述出個案的狀況、諮商的歷程。

她是盈如，是診所裡的資深心理師，也是我在診所裡的專業督導，每週會與她見面一次，討論諮商專業的心路歷程，以及諮商當中遇到的種種疑難雜症。每次跟她見面的一小時，也是我非常期待的充電時光。

「這真的是蠻典型的重度憂鬱，的確是非常困難的狀況。」

盈如聽完之後，點了點頭。

「那麼，你對她的期待是什麼呢？」

「我希望能夠讓她多說點話，希望她能夠跟我談心，我甚至希望她在這裡的五十分鐘之後，能夠說她感覺好了一些，然後帶著比較放鬆的表情走出去。」

「所以你抱著這些期待的時候，會如何影響你跟她的互動呢？」盈如打斷了我的話，原本溫柔的眼神突然變得犀利。

「我……」面對這個問題，我發現到自己好像希望僅僅憑著諮商，就要讓小佳從如此濃烈的狀態好轉，而當我把這些期待加諸在她身上，無形中就離她越來越遠，也讓問話越來越急切。

「你發現到了嗎？在那樣的狀態下，你的急切反而可能增加她的壓力，或許，一些沉默的陪伴，允許沉默而不急著要引導她做些什麼，也是一種選擇。」

「這次的經驗，對你的專業發展而言，也是一個重要的時刻。在診所從事心理諮商的工作，可能會面對到狀況更為複雜的情況，因此，除了不同取向的心理治療方式之外，你也需要對精神病理症狀的程度、階段有基礎的認識，這樣也才能設定比較合理的期待。」

「諮商這門專業，還有很多東西可以學的……」

盈如喝了一口咖啡後說：「一步一步慢慢來吧！」

夜晚十一點，我待在休息室裡，整理著個案紀錄，一邊思考著督導最後的提醒。

「面對不同嚴重程度、不同時期的憂鬱症，心理治療應該如何設定比較合理的治療目標與期待？」

「不同的心理治療方式，又可以對憂鬱症的患者們有什麼樣的協助呢？」

我在紙上寫下了這兩個問題，一面胡亂上網搜尋有沒有相關的資訊。

突然，搜尋頁面出現了一篇文章，作者的名字有點熟悉，我看了一下，原來是先前常來我們診所的唐醫師，於是我馬上點開了文章。

心情不好談談就可以？

唐子俊診所　唐子俊醫師

憂鬱症不是談話就可解

憂鬱症是一種慢性且容易復發的疾病，如果早期治療，有機會能完全消除症狀，並且降低復發的機率。一般而言，當症狀輕微，對於工作和學業並沒有太大影響時，可以採取自助閱讀相關書籍、運動、參與社交活動等方式，並且調節良好的睡眠衛生，讓症狀得到控制。但是當憂鬱症狀到了中等程度，也就是唸書和工作都受到影響時，自然無法靠上述方法控制憂鬱症，這時就需要考慮藥物和心理治療的協助。等到嚴重到需要停下工作或者是學業，甚至出現自我傷害的想法，或出現精神症狀（包括幻覺或妄想症狀），這個時候，就必須採取藥物或者是其他神經調節的技術（如ECT、TMS等）。

由於憂鬱症也會伴隨其他身體上的疾病，需要特別注意服用的藥物。如高血壓藥物、類固醇等，可能會導致情緒低落，需要和醫師們討論用藥問題。如果有藥物濫用、不良的睡眠衛生、不健康的飲食習慣，可能讓情緒的症狀相當不穩定，這時不容易觀察出情緒的基準線，必須要先調整生活規律。當睡眠及飲食比較穩定之後，才能夠比較清楚選擇治療的方式。

許多患者本人或者是家屬，常以為心情不好靠意志力，或者說話談心即可，不想要靠藥物或是其他的方法，但必須要先了解到憂鬱症狀的本質。憂鬱症是一種差異性很大的疾病，不同的嚴重度，適合不同的治療方式，並不是同一種方式就可以完全使用到最後。使用的方式不對，不僅無法減輕症狀，還可能對當事人造成極大的壓力，甚至可能加重症狀。

剛才提到，輕到中等程度的憂鬱，可以採取心理治療或者藥物治療的方式，而在心理治療中，最常用的方法是認知行為治療（CBT）。認知行為治療可以用在輕到中度的憂鬱，能以個別或團體的方式進行。如果到了中等程度的憂鬱，每天和情緒不斷拉扯的同時，一般也需要藥物治療。憂鬱不僅是一種情緒的疾病，也會明顯影響到認知功能還有全身的免疫系統，會讓身體處在高度的警覺和疲勞狀態，無法正常運作。如果再進一步惡化，必須優先考慮第一線藥物。如果使用一到兩種藥無效，甚至同時使用第二線的藥物也無法達到大幅度改善的效果，就會逐漸變成難治療型的憂鬱，也稱做頑抗型的憂鬱（TRD）。頑抗憂鬱或難治憂鬱在藥物治療的效果上會逐漸下降。根據美國大型的研究STAR*D，如果使用兩到三種以上的藥無效，藥物治療的效果可能下降到兩成以下。而且隨著使用的藥物種類越多，復發率持續的倍增，病患會陷於症狀沒有辦法完全恢復，及重複復發的低品質生活當中，這時就可考慮神經調節的技術，包過經顱磁刺激術（TMS）或者是電氣痙攣治療（ECT）。

憂鬱症的心理治療分類

從歷史最悠久的認知行為治療，到實證研究相當豐富的人際心理治療（IPT）。另外，在認知行為治療革命之後，還有現在世界上相當風行的正念認知治療（MBCT），及豐富研究基礎的接納承諾治療（ACT）。每一種不同的療法，進行的方式和針對的族群都不同。**認知行為治療是最廣泛使用**，而且研究的族群最多。除了憂鬱症之外，包括憂鬱症常見的共病性如焦慮、恐慌症、強迫症（OCD）、重大創傷後壓力障礙，認知行為治療都是常用的治療方式，主要是經由找出或可稍做解釋，以及這些認知如何影響後續的情緒和行為，以了解這種負向的認知習慣，如何讓憂鬱進入惡性的循環。認知治療正是希望能夠打破，或者是找出取代的合理認知，打斷這個惡性的情緒循環。

從人際心理治療到正念認知治療

憂鬱症如果合併人格障礙，治療的形式就更加複雜，憂鬱症狀也更加容易慢性化。人際心理治療和認知行為治療不同，**研究發現，憂鬱的個案常容易有不同類型的人際問題，人際的困境會加重憂鬱的症狀**。常見的人際問題類型包括人際衝突、角色轉換、人際失落及人際敏感。最常見的是人際衝突。但是在不同的年齡和診斷族群，例如說青少年憂鬱、老人憂鬱症和產後憂鬱症，人際的議題就有所不同，我們可以根據不同的治療類型以及個案能夠接受的治療模式，選擇合適的心理治療。

認知行為治療革命，主要是結合了經驗取向的正念治療以及實證取向的認知行為治療，稱為正念認知治療，**主要的架構是來自於情緒及身體的感覺會影響到憂鬱個案認知，認知也影響情緒**，所以必須要學會一套接納和包容情緒的方法，才能夠面對重複出現的不同類型情緒。熟練這套正念的技術，養成正念的習慣之後，後續採取認知行為的方法，就能改變想法和行為。

輕到中度憂鬱可適用心理治療

心理治療當中共同的治療因素，也就是提供重要的治療關係，包括溫暖、正向的支持及真誠的照顧，但要記得的是，輕到中度的憂鬱症，提供心理治療的協助比較有效，效果甚至和藥物相當。但是到了嚴重憂鬱的個案，由於認知功能和生理的失調，心理治療的效果有限，即使提供溫暖的支持和關心，或教導病患改變認知和人際關係，也只能夠產生些微的效果，甚至效果消退的很快。或者患者的認知功能退化，又或是常退縮，無法規則出席心理治療。一般而言，心理治療的效果比藥物治療的效果慢，且需要累積一定的出席率和治療次數才能有效。對於常常缺席，和沒有辦法規則投入治療和家庭作業練習的人，效果會大打折扣，無法類化到日常生活。

輕到中度的憂鬱症，如果接受完整的心理治療，如認知行為治療，治療的效果可以延伸半年的時間，但是效果可能會逐漸減退，需要給予維持治療和增強治療。接受心理治療的個案對於藥物的遵從性也比較好，兩者合併治療，效果可以更加快速，維持的時間更久，是相當常用的合併治療方式。一般而言，醫師和心理治療師並不會建議只採取一種治療方式，或者放棄另外一種治療方式，治療方式的結合需要經過討論，治療頻率的下降，當然也需要經過審慎的規劃。

心理治療需專業訓練和普及

心理治療在臺灣這幾年來，在都會區逐漸地被使用和了解，但是特定治療模式的治療師執照，並不是那麼容易取得。下一步的挑戰，就是如何將心理治療普及。同時，特定的治療模式和治療師，也需要有更完整和專業的訓練。根據相關的研究，完整訓練的認知行為治療師，和不熟悉認知行為治療的治療師，治療效果可以差四成以上。現在，治療的模式除了面對面，研究和實務上也因為病毒疫情的關係，逐漸採取合併遠距治療的網路治療模式。相關研究發現，面對面治療，加上網路課程輔助，也可以促進心理治療學習效益。但實際情緒及精神狀況，還是需要面對面評估和追蹤。

讀完這篇文章的當下，我有一種解放感。

不知道從什麼時候開始，我好像覺得心理師得是無所不能的。我們把個案所有狀況攬在自己身上，總覺得自己不夠敏銳，學得不夠多，因此積極地填塞學識，也時常陷入自責。

直到進入了實務的場域，我才意識到，心理諮商的精進固然重要，但並不是萬能的。不同人在憂鬱症的不同時期、不同程度，本就有不同的介入方式（藥物治療、不同取向的心理治療……等）。事實上，每個治療的方式都有其長處以及限制，心理治療無法取代所有方式，我們應該學習如何與不同的治療方式合作，才能比較全面。

想到這裡，我闔上了筆電，心滿意足地準備回家。

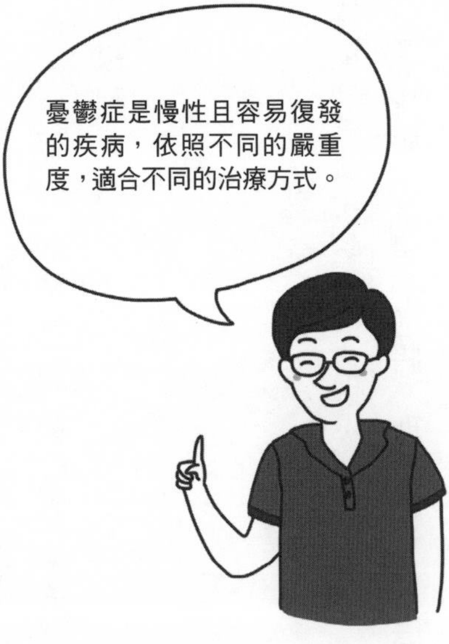
憂鬱症是慢性且容易復發的疾病，依照不同的嚴重度，適合不同的治療方式。

第七章　備受注目的尖端醫療

時序來到了涼爽的十二月。

當診所開始在討論尾牙舉辦的地點，朋友間的話題是聖誕節的交換禮物，我才驚覺自己來到診所實習已經邁入第六個月。

這段期間裡，不管是行政櫃台、跟診，或者是個別諮商、專業督導，每天都像是蜜蜂一樣，穿梭來去，幾乎對整個診所的業務都稍有掌握，除了診療室裡那台叫ＴＭＳ的機器之外。

在輪值櫃台時，我時常遇到許多民眾詢問ＴＭＳ的治療事項，這時只能依靠身旁的資深行政來回答民眾的問題。

專員與行政們也會時常跟醫師、病人進行討論，當中會出現很多我不太懂的名詞。或許，是時候來了解一下了。

「蓋倫醫師，那台機器的具體用途是什麼？」

「你說ＴＭＳ嗎？」

蓋倫醫師愣了一下，好像沒有想到我會提出這個問題。

「印象中，以前念心理系大一的時候，曾經在課本上看過ＴＭＳ……」
我試圖從久遠的記憶當中尋找課本的片段。
「那好像是一種用電磁波刺激不同的腦區，然後觀察受試者有什麼樣的功能會受到影響，比如說突然講不出話，或是突然有些身體部位會有動作，這樣就可以推測這個區域的功能。」
「沒錯，這的確是ＴＭＳ剛開始時的使用方式。」
蓋倫醫師聽完我這段敘述後點了點頭。
「但隨著腦科學研究的演進，現今的趨勢是透過電磁波來治療憂鬱症。」
「為什麼用電磁波就能夠治療憂鬱症呢？」我大惑不解。
「從一開始探究不同腦區的功能，到後來會變成治療憂鬱症，這中間的歷程是如何演變的呢？」
「你要是想知道，剛好還有一些時間，我就好好講給你聽吧！」蓋倫醫師露出了微笑。
「這可是累積很多研究成果的治療方式，也是診所的重點發展業務喔！」

遍及全球的TMS

振芝心身醫學診所　洪敬倫醫師

利用電流治療疾病

神經細胞是以電流傳導訊息、改變活性，因此可以利用電流來調整生理功能，治療疾病。據說羅馬時代的醫師就懂得利用魟魚產生的電流改善疼痛。西元前四世紀的羅馬帝國皇帝尼祿深受頭痛、關節痛等慢性疼痛所苦，最後就是以電流刺激治癒。但是，電流通過身體組織時會減弱，若要到達腦部，須穿過頭蓋骨，而其電阻是皮膚的十餘倍，效應會大為打折。

一八八一年時，英國科學家法拉第發現了「電生磁，磁生電」的電磁感應定律，

---

*註：TMS係指經顱磁刺激（Transcranial Magnetic Stimulation），用於治療憂鬱時需進行重複刺激（repetitive TMS, rTMS）。本書中TMS與rTMS交互使用，涵義相同。

利用瞬間電流的改變即可產生磁場。由於磁場通過身體組織的遞減幅度遠低於電流，又可以引發神經細胞產生電場，帶來了全新的醫學應用潛力。

英國雪菲爾德大學開啟TMS發展

當代第一個TMS儀器是由英國雪菲爾德大學安東尼・巴克（Anthony Barker）教授帶領的團隊所研發。他們將環狀線圈放在受試者頭部，線圈產生的磁場活化了大腦的運動皮質，確實造成了肢體活動。這項劃時代的發現刊登在權威醫學期刊《刺絡針》（*The Lancet*）後，磁刺激在醫療領域的應用研究在全世界逐漸開展起來。

美國團隊將rTMS運用於憂鬱症治療

九〇年代中期，由美國馬克・喬治（Mark George）帶領的研究團隊首次將TMS運用於治療憂鬱症。由於憂鬱症患者腦部的背外側額葉（dorsolateral prefrontal cortex）活性過低，他們便使用高頻的重複性TMS刺激（repetitive TMS, rTMS）來刺激這個腦區，結果發現患者的病情顯著改善了。往後十年間，高品質的雙盲隨機對照試驗（也就是設有ｒＴＭＳ刺激組，以及接受假刺激的對照組，患者隨機分配到兩組，但不論研究者或患者都無法知道所接受刺激種類），以及匯整多項研究結果的整合分析，均顯示ｒＴＭＳ對嚴重憂鬱症狀的明確療效。因此，在二〇〇八年，美國食品藥物管理署（Food and Drug Administration，ＦＤＡ）批准了將ｒＴＭＳ運用於藥物反應不佳的難治型憂鬱症，開啟了腦刺激治療在精神醫學的新頁。

ｒＴＭＳ在美國與全世界日漸普及

二〇一〇年，美國精神健康研究院（National Institute of Mental Health）完成了另一項高品質的ｒＴＭＳ大型研究，用更具說服力的療效數據，讓ｒＴＭＳ的臨床應用站穩了腳步，奠定了往後十年大量普及的基礎。目前全美各大醫院幾乎都設有ｒＴＭＳ暨腦刺激治療中心，包括了知名的杜克大學、加州大學洛杉磯分校、哈佛大學系統麻州總醫院等。全美也有數百家ＴＭＳ診所專注於提供客製化療程。美國許多醫療保險也陸續將ｒＴＭＳ納入給付項目，可給付三十次以上的治療，進一步推升了它的普及性。

此外，rTMS在全世界也獲得了長足發展。例如加拿大多倫多大學的強納森．多拿（Jonathan Downar）團隊，不斷致力於應用創新的rTMS技術，包括甫於二〇一八年通過美國食藥署核准的TBS刺激術，能將原需四十分鐘左右的治療時間縮短為三分鐘。澳洲的費茲傑羅（Paul Fitzgerald）團隊也發表了多項重要的rTMS實證研究，探討各種刺激方式的療效差異。二〇一五年，英國國家健康與照顧卓越研究院（National Institute of Clinical Excellence）亦將rTMS納入憂鬱症的臨床指引中。

rTMS的臨床應用發展迅速

如同憂鬱症，許多精神疾病的治療發展近十餘年陷入停滯期，藥物無法克服治療瓶頸，心理治療難以普及，對重症患者效果有限。rTMS在難治型憂鬱症取得突破性成效後，醫學界自然也開始探討它應用於其他困難疾病的可能性。近年來，這股潮流陸續開花結果：美國食藥署於二〇一八年核准rTMS用於治療強迫症，又於二〇二〇年增加了「躁鬱症之鬱症發作」這個適應症。越來越多絕望的患者看到了一絲康復的曙光。二〇一三年，美國成立了臨床TMS學會（Clinical TMS Society），彙集了全美與國際上rTMS研究與臨床專家，利用豐富的線上課程、實體工作坊與年會促進了rTMS的蓬勃發展。

臺灣rTMS發展歷程

在臺灣，rTMS臨床應用以臺北榮總團隊居首，發表了多項重要研究成果。長庚醫院黃英儒團隊發展出的TBS刺激法更是世界知名。生物精神醫學暨藥理學會（Taiwanese Society of Biological Psychiatry and Neuropsychopharmacology）於二〇一六年成立腦神經刺激暨治療BEST小組（Brain Electromagnetic Stimulation and Treatment），與國內相關領域專家學者共同促進TMS的發展。在精神醫學界的積極推動下，rTMS終於在二〇一八年三月得到臺灣食藥署核准用在治療憂鬱症，也是目前rTMS唯一的臨床適應症。

rTMS在臺灣進入臨床使用三年來，已有越來越多的醫院與診所提供治療，成效也獲得醫師與民眾的普遍認可。目前rTMS尚屬於健保不給付項目，民眾必須自費接受治療。隨著執行醫師對rTMS教育訓練與臨床交流的需求日增，二〇二一年，台灣臨床TMS腦刺激學會（Taiwan Clinical TMS Society, TCTMSS）應運而生，期許未來rTMS能在多種領域造福更多患者。

「哇！原來尋找到憂鬱症作用的腦區，並且透過磁生電的方式改變腦區活性，就可以治療憂鬱症啊！」

驚奇之餘，我浮現了許多諮商、跟診時所接觸到的民眾們樣貌……

有些人覺得沒有什麼心理上的原因，因此不想進行心理治療；有些人擔心藥物的副作用，想嘗試不吃藥的其他治療方式；而有些人憂鬱的強度太過濃烈，狀態也不穩定，進行心理治療的效益很有限。或許，TMS是一個不錯的治療選項，能協助到更多的民眾。

「感覺你對這個領域也蠻有興趣的，下個月開始，有沒有興趣來看看TMS的操作呢？到時候我也會安排醫師們來對專員進行一些深入介紹喔！」蓋倫醫師思索了一下，然後提出了邀請。

「好啊！」我爽快地答應，也很想知道，TMS的治療到底是什麼樣貌！

參考文獻

1 Barker AT et al. Non-invasive magnetic stimulation of human motor cortex. Lancet. 1985 May 11;1(8437):1106-7. doi: 10.1016/s0140-6736(85)92413-4.

2 George MS et al. Daily repetitive transcranial magnetic stimulation(rTMS) improves mood in depression. Neuroreport. 1995 Oct 2;6(14):1853-6.

3 Gerge MS et al. Daily left prefrontal transcranial magnetic stimulation therapy for major depressive disorder: a sham-controlled randomized trial. Arch Gen Psychiatry. 2010 May;67(5):507-16.

4 Blumberger DM et al. Effectiveness of theta burst versus high-frequency repetitive transcranial magnetic stimulation in patients with depression(THREE-D): a randomised non-inferiority trial. The Lancet 391(10131):1683-1692

5 https://www.fda.gov/medical-devices/guidance-documents-medical-devices-and-radiation-emitting-products/repetitive-transcranial-magnetic-stimulation-rtms-systems-class-ii-special-controls-guidance#2

6 https://www.fda.gov/news-events/press-announcements/fda-permits-marketing-transcranial-magnetic-stimulation-treatment-obsessive-compulsive-disorder

7 https://www.healio.com/news/psychiatry/20200318/fda-grants-breakthrough-designation-to-transcranial-magnetic-stimulation-device-for-bipolar-depressi

8 Hunag YZ et al. Theta burst stimulation of the human motor cortex. Neuron. 2005 Jan 20;45(2):201-6.

第八章　TMS改變憂鬱的大腦

跨年過後就是一個新的開始，也表示我的實習過了一半。

一月初，我開始見習TMS的各項治療業務，除了觀摩醫師如何向病人解釋TMS療法，同時也參與診所的腦科學小組會議，了解病人的狀況。

這個叫做TMS的機器，上面有著我看不懂的儀表板，機器連接著一根長長的管子，上面有一個蝴蝶形狀的線圈。

每到治療時間，專員就會引導病人坐在治療椅上，而醫師會把線圈放在他們的頭頂，調整儀錶板之後，按下啟動鍵，機器就會發出「答、答、答」的聲響，每次的時間大概持續二十到四十分鐘左右。

猶記得第一次觀摩時，我內心對這台機器的效果充滿了疑惑。一個發射電磁波的機器，為什麼能改變情緒的狀態，甚至是嚴重的憂鬱症？到底又要進行幾次才有效？

後來我很快就發現到，大部分來接受治療的人，在十到十二次左右，就會出現不錯的改變，像是睡眠品質變好、自殺意念降低、專注力得到改善，注意力的功能也慢慢恢復。

此外，在治療的過程中，總會看到醫師、專員與病人之間的互動，不管是詢問病人的近況、症狀表現，或是回應病人們的疑問，如作用原理、需求次數……等，這些互動不僅是醫療評估，也是人與人之間的關懷。

治療椅上，一位中年男子看著蔡醫師，忐忑地問：「醫生，到底要幾次才會好？罹患憂鬱症已經三年多了，吃好幾種藥都沒效，TMS到底有沒有用？」

他叫老陳，是一間公司的老闆，自從三年前誤信小道的投資消息，被騙了數千萬，整個人就陷入嚴重的憂鬱。雖然還有一筆積蓄可以過生活，但公司倒閉之後，長年面對官司問題，整個人幾乎被消磨殆盡。

我第一次看到老陳是在跟診的時候，當時的他穿著邋遢的襯衫、西裝褲與皮鞋，全身縈繞灰暗的氣息，在診間裡不斷說著自己年紀大了，應該去死一死，也不斷講述著自己在商場上的失敗、在家庭及婚姻關係中的失敗，同時提到自己看了好幾間身心科，吃藥都沒什麼用……等，而在一旁陪診的太太，看起來有點氣惱，但好像又不敢再說什麼刺激丈夫，只能在一旁默默掉淚。

今天是老陳的第十次ＴＭＳ治療，先前的他總是唉聲嘆氣，抱怨著太太硬拖自己來診所，然而隨著一次次的治療，雖然還是沒有完全讓憂鬱消失，但睡眠狀態漸趨穩定，老陳也稍微降低喃喃自語的頻率，多一些與他人的接觸，同時對這個ＴＭＳ機器作用原理產生了好奇。

「基本上，ＴＭＳ對於比較難治型的憂鬱症，效果是很不錯的喔！」

蔡醫師講話一貫俐落又不失親切。

「至於ＴＭＳ作用的原理，先來做個簡單的介紹吧！」

蔡醫師拉了一張椅子，坐在老陳的斜對面，開始講解起來……

TMS原理

振芝心身醫學診所　蔡佩蓁醫師

rTMS全名為重複性跨顱磁刺激治療，也常簡稱為TMS。由於腦細胞之間是用電流互相溝通，TMS就利用強力的磁場去引發腦細胞的電流傳遞，進而活化大腦，改善憂鬱症狀。

rTMS是利用磁波刺激，改變大腦內神經細胞的動作電位，藉以改變刺激位置的腦區活性。由於磁場深度僅達一～二公分，因此能量多半作用於大腦皮質。然而，近年來神經科學的研究已證實，大腦的許多功能，特別是與精神科有關的情緒、動機、自我控制等腦功能，是由許多腦區連結而成的神經網路所掌管。因此，刺激皮質亦有可能透過網路的連結，影響如基底核，杏仁核、海馬迴等與精神症狀息息相關的深部腦區。

rTMS對於腦部的效應，與其刺激的頻率相關。低頻（<1Hz）刺激會帶來

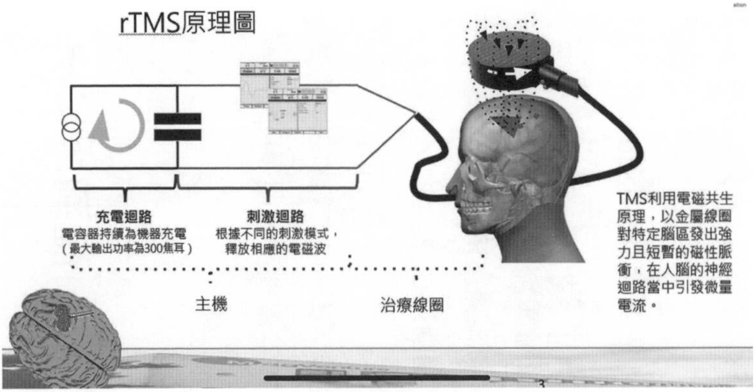
rTMS原理圖
充電迴路
電容器持續為機器充電
（最大輸出功率為300焦耳）
刺激迴路
根據不同的刺激模式，
釋放相應的電磁波
主機
治療線圈
TMS利用電磁共生原理，以金屬線圈對特定腦區發出強力且短暫的磁性脈衝，在人腦的神經迴路當中引發微量電流。

TMS原理示意圖

抑制效果，而高頻刺激（>1Hz）會帶來興奮效果。重鬱症患者常呈現左腦之背外側額葉（dorsolateral prefrontal cortex, DLPFC）活性低下，而右腦之背外側額葉活性過高現象，因此，以高頻rTMS刺激左側背外側額葉，即重鬱症最常見的刺激位置，也是目前臨床研究證據最充分的治療方法。美國及臺灣食藥署所核准的療程，即使用10 Hz rTMS刺激左側背外側額葉，每次治療於二十分鐘內施打三千發刺激，共需二十至三十次治療可見效。

而rTMS的適應症為：

①藥物難治型重鬱症（treatment-resistant depression, TRD）

②對抗鬱劑耐受性不佳之憂鬱症。

究竟此療法對藥物難治型重鬱症的效果如何？

首先，要說明藥物難治型重鬱症的定義方式繁多，其中最簡單的是經兩階段足夠劑量、足夠時間的抗鬱劑治療（可單線使用，也可併用藥物），仍反應不佳之患者。此時再嘗試新一輪藥物，緩解率將僅剩六％左右。反之，若患者接受四至六週，共二十～三十次ｒＴＭＳ，約有三成重鬱症患者可達緩解，成功率約為藥物治療之五倍。而三成的緩解率係隨機對照試驗的結果，實際於臨床施行時，通常療效可再提高一至兩成。

相對於藥物是「全身性的生化治療」，ＴＭＳ則是「針對腦部的物理治療」。藥物對於憂鬱症的「身體症狀」改善較有效，ＴＭＳ則對於思考遲鈍、動力減退、自殺意念等「心理症狀」效果特別好，速度又較快。由於藥物是全身性作用，副作用較多，ＴＭＳ除了少數患者會頭痛外，沒有太大副作用。唯一要注意的是ＴＭＳ有極小機率會誘發癲癇，須經醫師謹慎評估方可施行。

可考慮做TMS的憂鬱症族群

- 藥物副作用太過敏感，以致於無法服藥。
- 藥物反應不好，換過兩種以上藥物憂鬱症還是無法改善。
- 以思考和動力症狀為主的憂鬱症。

「所以其實不只是刺激左右前額葉，有可能在刺激的過程裡面，也串聯了很多其他的腦區，促進了不同腦區之間的串聯囉！」

老陳聽得很入神，我心底不禁佩服起他的學習能力。

「是的，透過腦區之間的活化與相互串聯，也可以讓大腦慢慢恢復平衡！但是在治療次數上，至少也需要二十次左右，療效才會比較穩固喔！」

「您在這幾次的治療當中，慢慢有感受到睡眠與焦慮度的改善，接下來的過程，我會再跟您討論後續的治療計畫……」

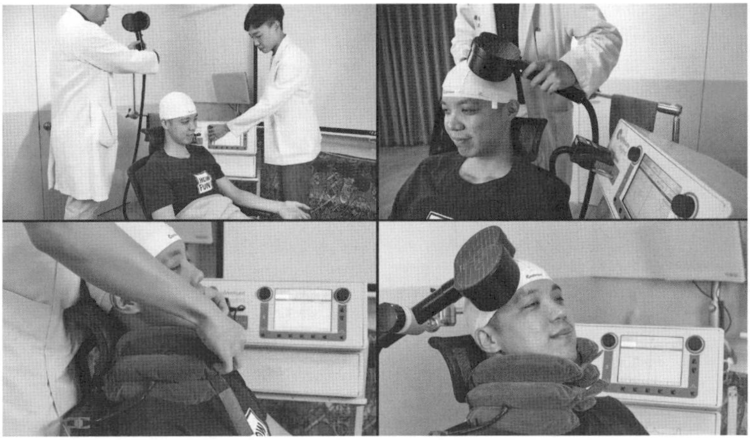

TMS治療實況圖

第九章　TMS的療效、機制和副作用

週四下午，蓋倫醫師的門診總是門庭若市。診間內，醫師評估著來診民眾的狀況，同時也視病人的需要，轉介最合適的治療，而TMS也是其中一個時常被詢問的選項。

「我換了很多藥都治不好，你們的TMS真的有效嗎？」

「TMS會有什麼副作用啊？會不會很不舒服？」

「我兒子以前車禍頭部有動過手術，裝了金屬片進去，這樣可不可以打？如果手也有裝鋼片，也可以打嗎？」

「所以我的憂鬱症到底要打幾次才會好？」

有鑑於TMS療法在國外累積了多年的研究結果，許多民眾慕名而來，希望自己或是家人的憂鬱症能夠獲得改善，但也因為這在國內是很新的療法，而且要價不菲，所以大家對於這樣的治療，總有許多的好奇與未知。

來詢問TMS的民眾裡，有些人滔滔不絕地講了很多在網路上查到的資訊，想跟醫師核對；有些人忐忑地問著TMS會不會讓自己不舒服，有什麼安全的顧慮；有些人則焦急著要醫師趕快講解完，趕快開始約治療時間。

面對排山倒海的問題，蓋倫醫師總是能不疾不徐回應，耐心講解著TMS的作用原理以及治療的注意事項，有時他也會走出門診室，進到TMS的治療室關心，而在一旁的我，時而觀察著醫師與民眾的互動，時而埋首筆電，將民眾的問答記錄下來。

「王先生，我準備按下啟動鍵進行治療囉！三、二、一。」結束了門診的蓋倫醫師走進TMS治療室，在關心完王先生的近況之後，開始進行治療。按下啟動鍵之後，機器開始發出答答聲。

椅子上的王先生，肩膀繃了起來，看來有些忐忑。

等了約莫十幾秒，蓋倫醫師問：「還好嗎？有沒有不舒服？」

「有點痛……」王先生皺了一下眉頭。

「這樣啊！有需要幫您稍微減低一些治療的強度嗎？」

「沒關係，我可以忍。」王先生透露著糾結的感覺。

「而且若是治療的強度不夠，會不會對我的憂鬱症就比較沒效？」

「根據文獻研究，的確治療強度在動作電位的一二〇％時治療效果是最好的，但其實研究結果也顯示，在八十％～一二〇％之間也還是有治療的效果。」蓋倫醫師微笑地看著王先生。

「雖然這樣的疼痛不影響治療，但您的治療才剛開始，我們可以先花一些時間適應一下現在的治療強度，之後再慢慢往上增加就好。」

「醫生啊！那我現在這樣一邊打，下巴跟臉一邊抽動，會不會怎樣？」

此時，我看到每刺激一次，王先生的臉就跟著抽一次。

「沒有問題的，基本上刺激電流也會透過表面的神經傳導到周邊的部位，這也是正常的現象，慢慢習慣就好。」

「現在感覺還好嗎？還會痛嗎？」

「好像沒有那麼痛了，可是我這樣到底要打幾次憂鬱症才會好？」

王先生一開始的焦慮好像小了一些，但還是有些擔心與困惑。

「大概二十次左右的效果是最好的，但每個人的狀況不同，有些人大概在十次左右就會感受到明顯的差異，有些人則會需要更長一些時間，我們可以先把這一輪的治療都進行完畢，中間也可以持續觀察您的改善情形，再來決定是否要繼續進行下一輪的治療……」

蓋倫醫師耐心地解說著，也拿出了一張紀錄表，鼓勵王先生回家記錄自己的睡眠與情緒改善狀況。

「本次的會議，我們感謝唐醫師，特地撥空為我們整理文獻的研究，這邊要來跟大家報告TMS治療的注意事項！」

會議室當中，大家一面喝著蓋倫醫師請客的飲料，一面進行TMS小組會議。在這裡，診所負責TMS業務的醫師們都會一起參加，除了討論診所個案的治療近況、形成治療的共識以外，也會不定時進行文獻討論，有時候，也會即時跟國內外學者進行視訊連線，互相交流彼此的治療經驗。

在這一段時間的見習當中，我見識了許多醫師和病人的溝通，當中最多民眾好奇的，除了TMS的作用原理外，莫過於TMS的療效，以及副作用的部分，所以知道今天有這個文獻的導讀，也讓我非常期待。

「TMS在國際間已經有十年以上的治療和研究經驗，而美國精神醫學會也針對這些經驗形成了一些共識。」

會議室的投影幕上，許久不見的唐醫師望著大家，分享了自己的簡報。

「根據這些專家學者的共識，加上我們自己的臨床治療經驗，我整理了一份療效以及注意事項的報告，跟大家分享……」

淺談ＴＭＳ機制

唐子俊診所　唐子俊醫師

憂鬱症大腦相關結構和主要刺激位置

ＴＭＳ對於急性期的憂鬱症狀，主要是「大腦的左邊背側前額葉ＤＬＰＦＣ」失調，也是治療焦點。經由多項研究的整合分析，總共累積一千多位病患的資料，ＴＭＳ刺激腦的左邊背側前額葉（ＤＬＰＦＣ），可以顯示顯著的抗憂鬱效果，治療的效應大約比對照組的個案有三倍以上的反應率。根據治療的有效性，效應值（effect size）為-０.５５。根據美國國家精神院的研究ＮＩＭＨ研究，治療組比對照組的療效和症狀完全解除，效應大約在三倍以上。顯示ＴＭＳ具備優於對照組，可以達到相當顯著治療效益和差異性。

ＴＭＳ治療族群及療效

ＴＭＳ研究採用的族群，多是使用兩種或以上的抗憂鬱劑無效，進入頑抗型個案類型。也就是等於美國大型藥物研究ＳＴＡＲ＊Ｄ第二階段的個案。在這個大型的研究中發現，使用的抗憂鬱劑無效種類越多（例如無效藥物從兩種進入到三種藥物無效），療效逐漸朝向減半（也就是使用藥物越多種無效，藥物治療反應越來越不好），而且這些難治個案，每換一種無效藥物，後續復發率倍增（也就是復發的機會越來越高）。後續ＴＭＳ治療困難等級度更高的個案，例如使用三到四種以上的藥無效，ＴＭＳ仍然可以顯著改善憂鬱的症狀。可見ＴＭＳ的確為個案提供了福音和對研究提供治療新希望。

促進ＴＭＳ最佳療效

相關研究和治療經驗、共識都提到，調節ＴＭＳ的參數和使用不同的探頭，可以改善治療的效果。另外，除了單一使用TMS治療能夠改善頑抗型的個案，也建議合併使用藥物和心理治療來增加更大的療效。本來TMS研究聚焦頑抗個案，但無法容忍藥物副作用的個案，或是使用一種以上藥物就無法忍受副作用，也無法或不願意繼續使用藥物等個案，也能夠從TMS的治療獲益。

常見的副作用

在TMS大型的研究中發現，最常見的副作用是在刺激的部位出現不適，例如：過渡性的頭皮不舒服或者疼痛，以及可能延伸到刺激眼睛、耳朵、鼻子和下巴不適。在刺激的過程當中，被刺激附近的肌肉可能產生抽動和收縮，主要是因為表面神經分支和肌肉族群受到刺激。剛開始時，尤其是高運動閾值的患者，需要花較高的能量才能夠刺激誘發電位，不舒服的感覺相對也會比較強，但是這種疼痛感會逐漸適應。整體而言，疼痛的感覺不會影響治療的結果。刺激不會增加偏頭痛的機會，所以TMS在國外也用於治療偏頭痛。

另外在相關的研究中，癲癇的機會大約是三萬分之一。從分析中發現，相關的危險因子包括前一天大量飲酒、之前有過癲癇歷史、患者服用某些藥物會增加癲癇機會藥物（藥物降低刺激的閾值）、突然停止某些重要治療藥物（如抗癲癇藥物、抗焦慮劑）。腦波的檢查並不會完全有效地偵測出癲癇的機會，即使在治療中也是。重要的是排除相關的危險性。

由於憂鬱症有許多共病性，美國FDA陸續批准TMS用於治療強迫症、躁鬱型的憂鬱症。後續相關的研究證明了治療的安全性，包括了青少年合併情緒障礙、女性的產後憂鬱症、躁鬱症、恐慌症、失去個人感障礙（de-personalization disorder），美國也針對軍人用於治療重大創傷後壓力障礙（PTSD）及思覺失調症。報告中提到，雖然不是當作第一線的治療選擇，但針對兒童、青少年和懷孕的女性，的確需要安全有效的藥物以外的治療方式，這部分則需更多的研究來加以證明。

不適合TMS的族群

由於TMS磁場會造成接近區域內的金屬旋轉的效應，必須要評估在TMS刺激部位的附近，是否有非固定的晶片和金屬。在頭部和頸部以下的金屬和晶片，已經遠遠超出TMS的影響範圍，不受TMS影響。另外雖然是金屬，但是為固定的植入和填充物，比較不會受到影響，是相當安全的。其他相關的植入設備，建議和相關的治療團隊討論（如心律調節器）。其他參考建議如下。

①TMS推薦給對於藥物治療無效，或者無法忍受副用的患者作為急性期憂鬱症狀的治療。治療的參數建議左邊的前額葉DLPFC高頻，或根據臨床的判斷考量執行。治療出現療效多需六週的時間（或加上延伸兩週）。一般而言，如果治療效果不夠，建議可以延長治療時間兩週或以上。對於抗憂鬱劑療效反應較慢，是屬於頑抗性較高的憂鬱症，建議延長TMS治療時間，一般週數可能不足呈現效果。

延長治療時間並不會增加副作用，頑抗型憂鬱症需要十週以上才有效果。如果治療只有部分的反應，建議可以延長治療時間，並且考慮更改治療的模式和參數，協助患者達到最大的效果。

②憂鬱症狀復發的時候，如果曾經由TMS治療有效，可以採取TMS作為持續和維持治療。

③TMS可以合併其他抗憂鬱劑或抗精神病藥物。

④TMS可以作為持續治療或維持治療的模式。維持治療可以採取藥物和心理治療，研究發現，每年發作超過兩次以上，TMS持續治療或間歇性的維持治療，都可以作為治療選項。

⑤TMS可以作為重新引入的治療模式。如之前曾經使用過TMS治療有效，症狀復發或症狀惡化可以使用TMS繼續治療到症狀緩解。

「看起來，TMS的治療對於難治型的憂鬱症療效不錯，副作用好像也比較容易調適一些，也難怪有這麼多民眾會如此看重這個療法……」聽完了唐醫師的報告，我一面闔上了自己的筆電，一面沉思著。

精神疾患有時候在生理上獲得了好轉後也會帶動心理、人際關係的好轉，但有些時候，生理、心理的因素會交互影響，單單只有改善生理還不夠，包含心理、人際的溝通，也很需要不同的治療一起加入配合。

看來，面對人的身心，我們都還有很多未知的路要走！

參考文獻

1 Consensus Recommendations for the Clinical Application of Repetitive Transcranial Magnetic Stimulation(rTMS) in the Treatment of Depression(2018)J Clin Psychiatry,79(1):16cs10905.

2 The Clinical TMS Society Consensus Review and Treatment Recommendations for TMS Therapy for Major Depressive Disorder(2016) Brain Stimul.,9(3):336-346.

第十章　大腦真的改變了嗎？憂鬱症的輔助檢測

轉眼間，時間來到了三月初，在過完了農曆新年後，天氣逐漸變冷，時不時陰雨綿綿。

在這樣的時節裡，睡覺的時候不只要用棉被把自己包裹起來，而且還要穿上毛衣，才能稍微抵擋住寒意。這股寒流也侵襲了診所的人們，不管是看診、諮商會談，大家都穿上了最保暖的衣服，通常也會帶上一杯熱茶，以抵禦無孔不入的寒意。同時，很多來診的民眾也抱怨這個寒冷的天氣，讓自己的心情變得比較憂鬱、蕭瑟。

不知不覺，我見習TMS治療也已經兩個多月，在這段時間裡，我看到了醫師們在治療時，都會先與病人們討論適應的情形，以及改善的狀況，即時調整治療的模式、強度，同時也會安排病人在療程的中間，以及結束之後進入門診，回顧整體的治療狀況。

某天下午，蓋倫醫師跟我說道：「彼得，你已經見習TMS的憂鬱症治療一陣子，是時候來認識一下診所內重點發展的憂鬱症輔助檢測了。」

「輔助檢測？什麼樣的輔助檢測呢？」

「基本上，診所內重點發展的輔助檢測項目有HRV跟EEG，除了給一般看診的民眾進行檢測，也會提供給ＴＭＳ治療的民眾，進行治療前後的對比。」
「ＥＥＧ、ＨＲＶ……那些又是什麼？」
「禮拜四下午先到我門診來認識一下ＨＲＶ，之後的ＴＭＳ會議上，我們也會一起交流這些檢測的使用經驗喔！」
「好。」心頭滿滿問號的我，決定去一探究竟。

週四下午的治療室裡，桌上擺著一個我沒有看過的盒子，裡面裝著一些器材。眼前來看診的中年男子與我都抱著疑惑的目光，只有蓋倫醫師老神在在。
「醫生，你上次說要做ＴＭＳ之前可以先來測一下自律神經，就是用這台嗎？這台又是什麼？」男子好奇地問道。
眼前的盒子裡，裝著一台主機以及幾個夾子，和一個感應器。我看著蓋倫醫師熟練地將主機架在桌面上、接上夾子的線，然後將主機、感應器都接上了電腦。
「這台ＨＲＶ，是Heart Rate Variability的縮寫，中文叫做心率變異檢測，用來觀察自律神經情形。，我等等會把這幾個夾子夾在您的手腕上，蒐集心率的資訊，時間大約五分鐘左右，等會也請您不要說話，因為會影響脈搏。檢測結束後會有一份報告，我們可以來討論一下。」蓋倫醫師說。

「好的。」男子點了點頭，讓醫師把夾子夾到他的手上。蓋倫醫師打開了電腦裡的程式，按下了主機的啟動鍵，螢幕上開始出現一些我看不懂的數據。

五分鐘很快結束，機器停下之後，蓋倫醫師點了幾個按鈕，一份檢測報告就從旁邊的印表機跑了出來，上面好像有一些紅字，還有一個太極形狀的圖示。

「您最近睡得好不好？會不會很容易焦慮？」蓋倫醫師看了一下報告後抬頭問道。

男子馬上點頭說：「我最近每天一直擔心公司的事情，老婆又天天跟我吵架，睡得不太安穩。而且我發現自己記憶力減退，專注力也不好，一直覺得很慌張，覺得自己什麼事情都做不好……」

男子越說越多，好像打開了焦慮的開關，開始把所有的擔憂全部都拋給醫師。

「張先生，您的交感神經活性過高，副交感活性過低，而且整體的自律神經年齡也已經呈現了比較老化的狀況，這代表著您自律神經的平衡已經失調，需要好好留意。」

蓋倫醫師溫和地截斷男子的談話，繼續說道：「關於今天的檢測情形，我們未來的TMS治療也會優先以改善睡眠、降低焦慮度為初期目標。我現在來教您一些放鬆的技巧……」

我看著中年男子的臉龐從原本的惶急，慢慢平靜下來，內心有種驚奇感。

週六的午後，診所的會議室擠滿了人，工作人員也忙進忙出負責接待。

這次的TMS會議跟先前的規模不太一樣，是由蓋倫醫師統籌，集合了臺灣北中南以TMS治療為主軸的身心科診所。大家在餐廳用完餐後，回到診所的會議室，共同交流TMS的治療經驗。

「本次的會議除了報告TMS的治療，我們也很榮幸邀請到三軍總醫院精神部的張勳安醫師，為大家講解憂鬱症的檢測方式。」

在一陣熱絡的寒暄之後，蓋倫醫師拿起麥克風，邀請眾人就座。

我端詳了一下台上的這位張醫師，戴著有點文青的眼鏡，留著帥氣的中分頭，瘦削的下巴，沉穩之中有股活潑的氣息。

「各位好，在本次會議裡，要來跟大家分享一些憂鬱症的輔助檢測。」張醫師點開PPT之後，從包包掏出了一組HRV，開始解說起來。

憂鬱症輔助檢測——自律神經功能檢測

三軍總醫院精神醫學部　張勳安醫師

憂鬱症與自律神經失調

憂鬱症的患者經常出現身體不適的症狀，但就醫時身體檢查正常，有的醫師才跟他說，可能是「自律神經失調」，建議到精神科/身心科就診。事實上，**「自律神經失調」並不是醫學正式的診斷，而是一種功能性失調症候群或者身心失調的統稱，**患者常找不出確切的器官病變。自律神經失調的症狀遍及全身，包括頭部（頭暈、頭痛）、五官（視力模糊、耳鳴、喉嚨梗塞感、口乾）、心肺（呼吸不順、喘氣、吸不到氣的感覺、胸悶、胸痛、心悸）、腸胃（反胃、胃痛、消化不良、脹氣、拉肚子、便祕）、泌尿道（頻尿、殘尿）、生殖功能（性功能障礙、月經不順）、肌肉關節（僵硬、痠痛、麻痺、無力）、排汗（多汗）、食慾（沒有食慾或食慾太好），以及精神方面（除了心情低落，容易疲倦、失眠、淺眠、焦慮恐慌、注意力不集中、記性不好）。這些患者接受抗憂鬱的治療後改善了情緒，身體的不適也就跟著改善，顯示**「精神」與「生理」之間密不可分。目前已知，「自律神經」是二者之間重要的橋樑。**

什麼是自律神經？

自律神經由人類大腦腦幹的下視丘掌控，從脊椎延伸而出，如樹根般深植在我們身體各個器官與血管（第一四五頁圖），不受個人意志控制地自動化調節控制呼吸、心跳、體溫、腸胃蠕動、血壓、流汗、排尿、解便等機能，因此我們在進入夢鄉時，身體仍能正常運作。自律神經系統包括交感神經和副交感神經，前者像油門，負責面對壓力時的備戰反應，使腎上腺素分泌旺盛、心跳及呼吸加速，幫助身體應變緊急狀態；後者像剎車，負責壓力解除時的放鬆反應，適時放慢呼吸、心跳，讓人休息、進食、保持體力、睡眠。兩者的強弱互有消長，時刻處於變動狀態。自律神經功能在正常情況下，既能適度提高警覺應付壓力，亦能好好休息，但如果長期處於精神壓力過大、睡眠不足、吸煙酗酒、生活作息不正常的不利條件之下，自律神經系統的

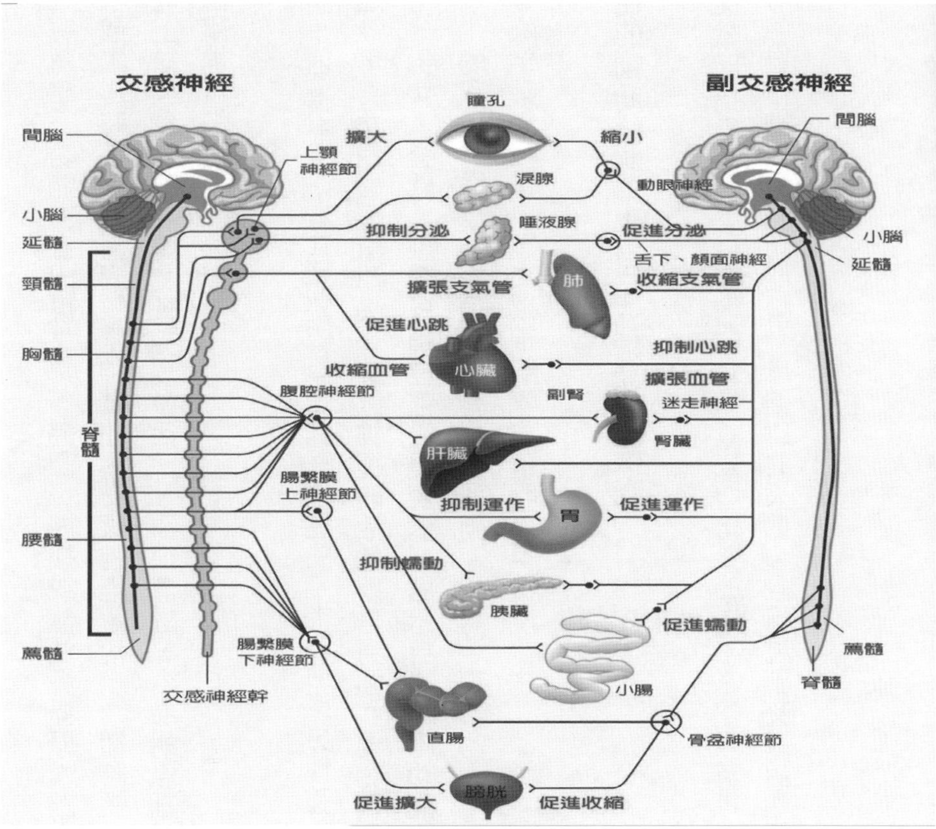
交感神經
副交感神經
瞳孔
擴大
縮小
間腦
上頸
神經節
淚腺
動眼神經
間腦
小腦
唾液腺
抑制分泌
促進分泌
小腦
延髓
舌下、顏面神經
延髓
頸髓
擴張支氣管
肺
收縮支氣管
促進心跳
抑制心跳
胸髓
收縮血管
心臟
擴張血管
腹腔神經節
副腎
迷走神經
脊
髓
腎臟
肝臟
腸繫膜
上神經節
抑制運作
胃
促進運作
腰髓
抑制蠕動
胰臟
促進蠕動
薦髓
薦髓
腸繫膜
下神經節
小腸
脊髓
交感神經幹
直腸
骨盆神經節
促進擴大
膀胱
促進收縮

自律神經的功能與構造

「油門」或「煞車」功能就會出現失常不協調，減損或無法發揮原本該有的作用。例如白天就學或工作時該保持清醒、全神貫注（交感神經激活），卻時常昏沉、提不起勁，或者晚上該放鬆入睡（副交感神經激活），卻很清醒，容易胡思亂想、失眠，就稱之為「自律神經失調」。

正常的生理情形下，女性的副交感神經活性在五十歲前比男性強，但五十歲或者更年期之後，男女差異逐漸消失；交感神經的活性則是男強女弱，差異維持到六十歲，之後不分男女，交感、副交感神經都慢慢衰弱，顯示自律神經功能隨著年齡增長會有自然老化的現象。醫學文獻顯示，有規律運動、長壽、茹素的人，自律神經功能常顯示較實際年齡年輕化、副交感神經較活躍的現象。

憂鬱症的輔助檢測——自律神經功能檢查

醫學文獻已指出，成人以及兒童青少年的憂鬱症患者大多有合併「自律神經失調」的情形，自律神經整體功能較一般健康的人低，且出現副交感活性偏低，交感活性偏高的特徵[1-3]。

在醫學定義中，「自律神經失調」算是疾病導致的結果，而非病因；目前主流的醫學文獻證據指出兩個觀點。

①「自律神經失調」是憂鬱症疾病表現的生物標記（憂鬱症發作時才會有自律神經失調）。

②「自律神經失調」是憂鬱症的一種疾病特質標記（一生中只要曾經發作過憂鬱症，即使憂鬱緩解，自律神經失調仍會持續存在）。這些觀點是「自律神經功能檢查」做為憂鬱症診斷輔助工具的重要基礎。除了輔助診斷憂鬱症的角色，醫學研究也發現「自律神經功能檢查」有助於進一步區分憂鬱症的類型[4]。

自律神經功能檢查如何進行？

自律神經功能檢查一般最常使用的是，非侵入性測量靜止狀態下五分鐘的心

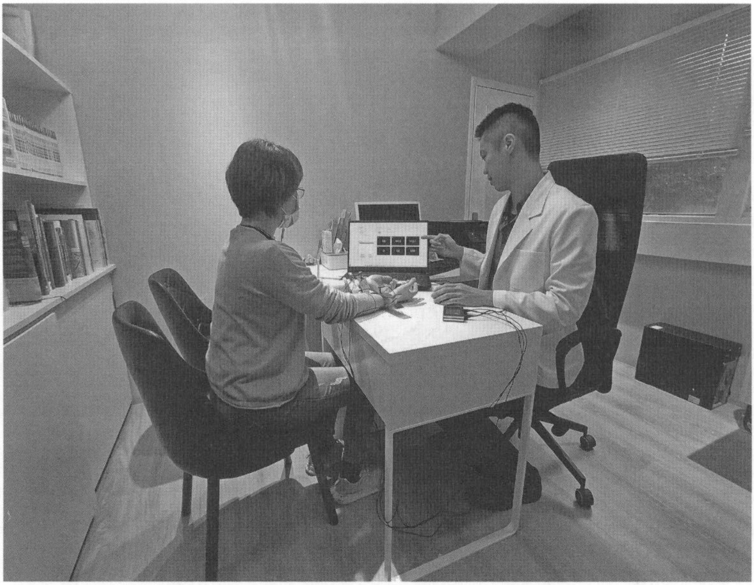

電圖，取得心率變異性（heart rate variability, HRV）的訊號，如上圖。

HRV代表每次心跳與下次心跳所間隔時間（beat to beat interval）的變異程度，如第一四九頁圖。

自律神經的交感與副交感神經分別負責加速及減速心臟的跳動速率，可以透過數學物理的演算法，計算出自律神經的總活性、交感與副交感神經活性以及自律神經偏向（交感與副交感神經活性之間的平衡關係）。

舉例來說，一位身體尚健康的五十五歲憂鬱症男性病患，體格標準，過去有良好的運動習慣，不菸不

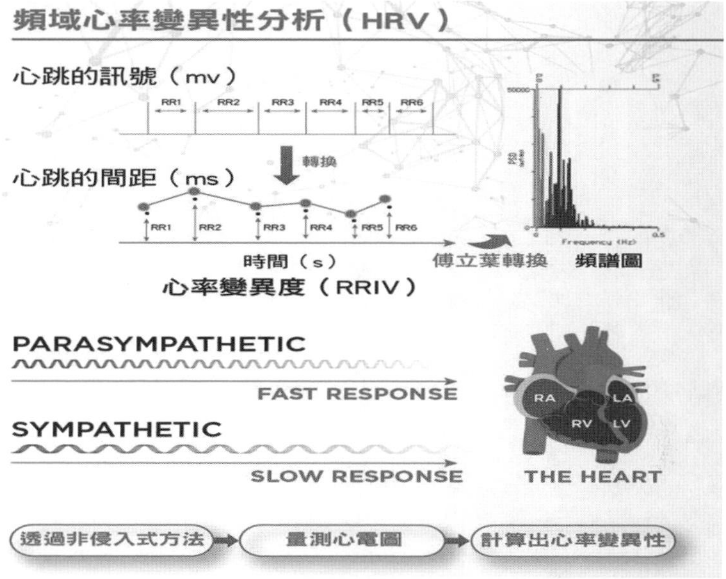

心率變異度示意圖
出處：自律神經檢測儀器的DM

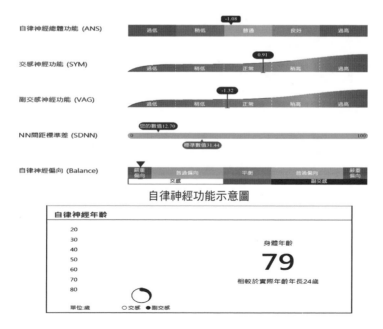

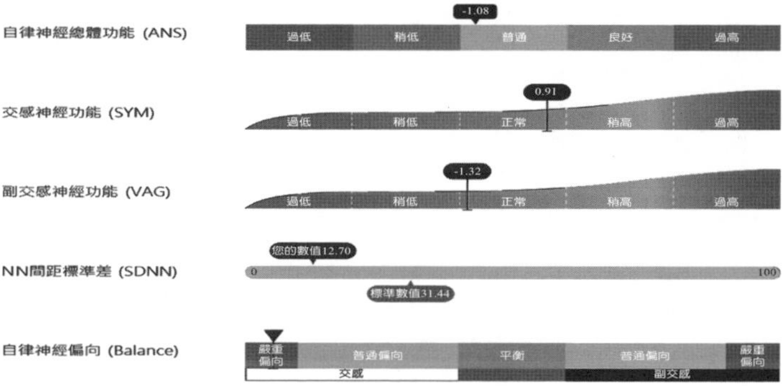

自律神經功能示意圖

酒，除了心情低落外，還有許多自律神經失調的症狀。第一四九下圖是他初次來精神科門診，尚未開始進行憂鬱治療的自律神經功能檢查結果，可以發現他的自律神經老化，自律神經嚴重偏向交感，是成人憂鬱症患者呈現的典型自律神經失調檢測報告。

這樣的心臟自律神經功能失調，除了做為輔助診斷憂鬱症的客觀檢查結果，醫學上已知，它會顯著增加心血管疾病死亡風險，說明了為何憂鬱症患者發生心血管疾病風險高於一般人的致病機轉，也就是所謂的憂鬱傷「心」現象。

自律神經功能檢查預測憂鬱症的治療反應

近年來，許多醫學證據指出，自律神經功能檢查（HRV）能預測憂鬱症的治療反應（包含對抗憂鬱藥物治療及經顱電／磁刺激治療的反應）[*3,5,6]，舉例而言，自律神經的總活性，副交感神經活性這二個指標的數值愈高，對伴隨焦慮困擾的憂鬱症患者來說，抗憂鬱藥物治療的反應愈好[*3]；正常心跳時間間隔（NN間距）以及副交感神經活性指標增加數值，經顱磁刺激治療的反應愈好[*6,7]。

綜上所述，在精神科/身心科，非侵入性的自律神經功能檢查是廣泛使用的憂鬱症輔助診斷工具。患者接受此項檢查，將有助疾病診斷，預測治療反應，甚至能早期警示提醒患者。

「原來從交感神經、副交感神經以及自律神經總體活性，可以看出這麼多的訊息……」

我突然想起了那位在蓋倫醫師診間裡接受測驗的中年男子而沉思著。

「接下來，我們要來分享另外一個也很常被使用的檢測——EEG腦波檢測。在那之前，有沒有人想過來被測試一下的？」

張醫師結束了第一階段簡報後，對在場眾人提出了邀請。

蓋倫醫師坐在我旁邊，他突然用手肘推了我一把，我想起之前對這些檢測器材的好奇，於是鼓起勇氣舉起手。

「感謝你啊，這邊請坐。」張醫師微笑地邀請我坐到他面前的治療椅上。

「等等我會把這些電極接到你的頭上，一邊操作，一邊解說給大家聽，那就有勞你為大家做示範。」

張醫師幫我調整好坐姿後，拿起了一個接滿了電極的頭套套在我頭上，接著連接到電腦的程式畫面，上面有一個頭部的示意圖，對應著我頭上的電極。

「我們現在需要測試一下，看看目前腦波的訊號是否足夠。」張醫師調整著我頭套的位置，之後設定了一下程式，出現了一整排壯觀的波形圖，那個波型隨著時間不斷變化著。

「太好了！大家可以看到這個螢幕上的畫面，這樣的波型就代表電腦有抓到腦波的訊號．接下來，我就跟大家介紹一下這個EEG的檢測！」

張醫師重新開啟了投影幕，開始報告起來……

憂鬱症輔助檢測——腦波檢測

三軍總醫院精神醫學部　張勳安醫師

憂鬱症與腦部神經細胞的電流振盪功能障礙

腦電波圖的技術最早是由精神科醫師發展出來，運用金屬電極貼在頭皮上（第一五四頁上圖），收集腦部傳達到頭皮的微弱電氣訊號，透過放大器，顯示出的波形，是一種非侵入性的檢測方法，只需要五～十分鐘的時間，由腦電波儀器來收集腦部電氣訊號。

傳統的腦電波儀器收集腦部電氣訊號大約使用十九到三十二個的濕式金屬電極，透過塗在頭皮上的腦波膏或鹽水膠來增加傳導，而新一代的高度腦波量測系統使用的是乾式電極，不用塗膠，而且電極數量高達兩百五十六個（第一五四頁下圖），能更精確定位腦電波腦內訊號來源。

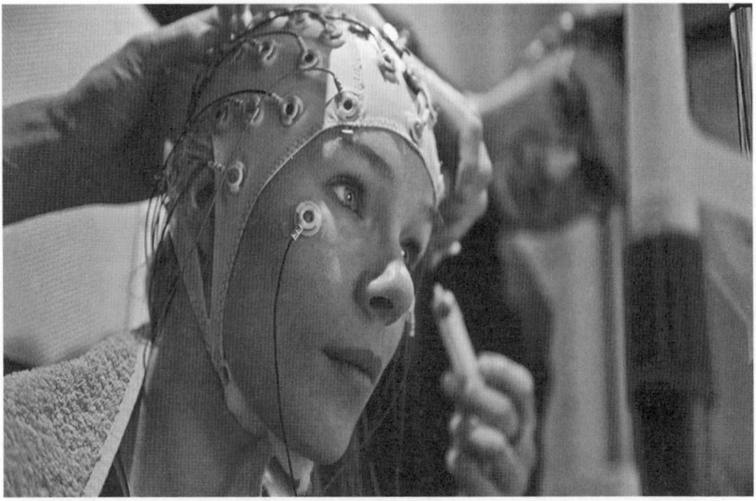

腦波檢測示意圖
出處：University of Bern/Adrian Moser

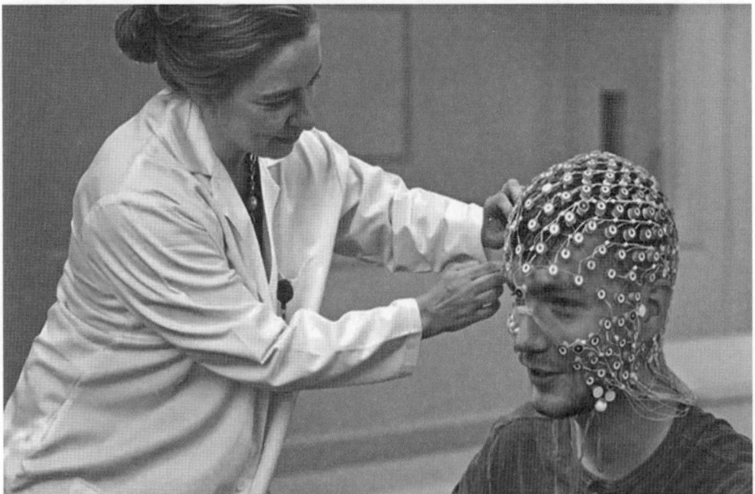

腦波檢測示意圖
出處：Philips廠商

人類的腦波圖會反映出大腦神經細胞的電流振盪活性，依據振盪的快慢，可以概分數個頻率，不同頻率反映不同程度的腦部活動。可以清楚區分出來的典型頻譜包括：delta（1–4 Hz），theta（4–8 Hz），alpha（8–12 Hz），beta（12–30 Hz）（如下圖），當代醫學文獻指出，憂鬱症與腦部神經細胞的電流振盪功能障礙（dysfunctional oscillations）有關連，腦電波圖有助找出這些障礙的來源*8。

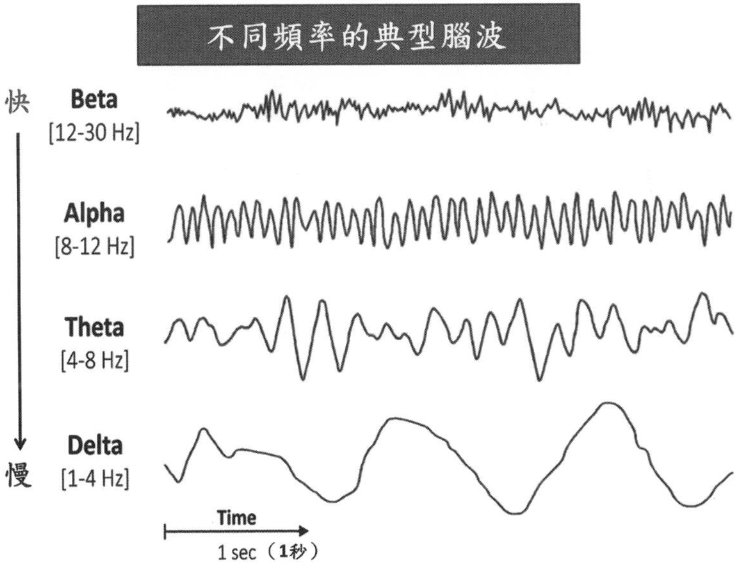

腦波類型示意圖

定量腦電波圖

新一代的量化腦電波圖技術（quantification of spontaneous electroencephalography／quantitative EEG，qEEG）可將頭皮不同位置電極測量到的各種頻率電氣訊號量化，產生2D或3D的頭皮電場地形圖的報告結果（第一五七頁上圖）。在近二十年來被廣泛應用於輔助診斷憂鬱症[*9]。

定量腦電波輔助診斷憂鬱症

定量腦波圖檢測的指標中，額葉alpha（8–12 Hz）頻率定量腦波左右不對稱性（frontal alpha asymmetry，FAA）的指標最常用來輔助診斷憂鬱症。alpha腦波是人在靜止不動清醒狀態下最主要的腦波頻率，在聯想或冥想狀態下會更為明顯活躍。目前已知alpha腦波與創造力有很重要的相關性，利用量化腦電波圖技術（qEEG）所衍生的電流訊號來源定位演算方式，可以視覺化呈現額葉alpha定量腦波的位置（第

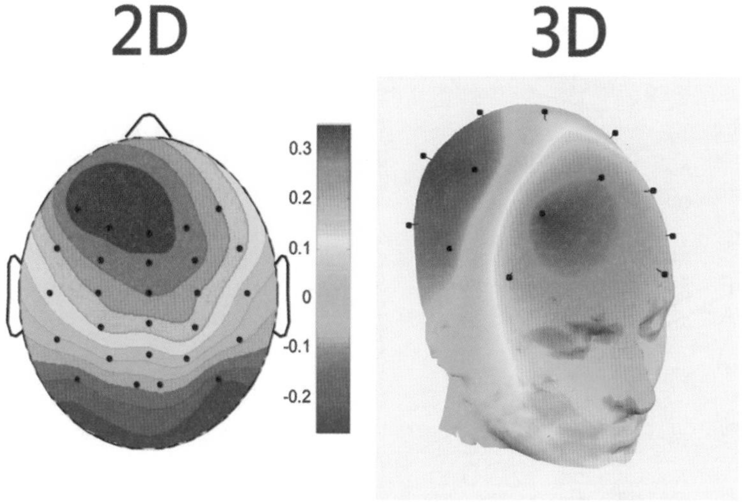

頭皮電場地形圖

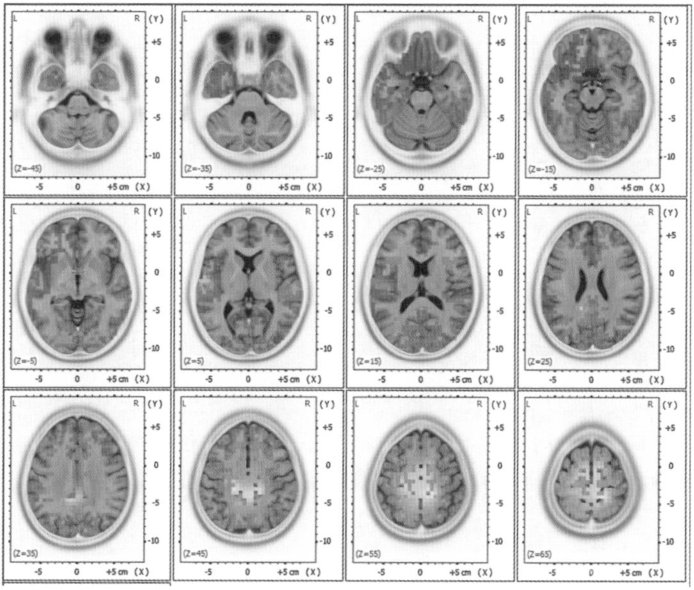

額葉alpha定量腦波位置圖

一五七頁下圖）。

當代醫學文獻指出，憂鬱症患者大腦額葉左右側的活性不平衡，左側過低，右側過高，這個現象在定量腦波圖中的額葉alpha腦波左右不對稱性的定量數值（ＦＡＡ）可以反映出來：左側alpha腦波數值較高（alpha腦波數值高反應了活性降低），右側較低。所以運用量化腦電波圖的ＦＡＡ指標有助區分憂鬱症的患者及健康人（第一五九頁上圖）[*9]。

定量腦電波預測憂鬱症的治療反應

量化腦電波圖技術（qＥＥＧ）也被應用於預測憂鬱症的治療反應（包含對抗憂鬱藥物治療及經顱磁刺激治療的反應）[*10]。以精神科/身心科最常使用的血清素抗憂鬱藥物（ＳＳＲＩ）為例，額葉alpha腦波不對稱性（ＦＡＡ）的指標，可以準確預測治療有效的病患[*11]，特別是針對女性。如第一五九下圖如示，ＳＳＲＩ治療有效的憂鬱症女性患者，無論是治療前或治療滿八週時檢測的ＦＡＡ平均數值都是正值（大於０），治療無效者ＦＡＡ平均數值都是負值（小於０）。

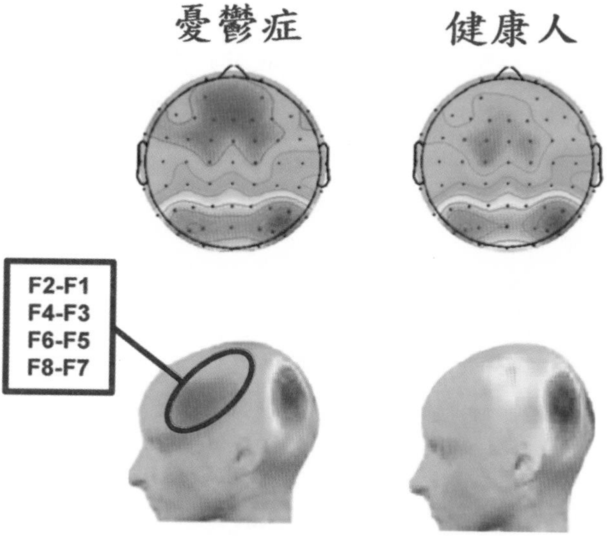

腦電波圖區分憂鬱症患者與健康人

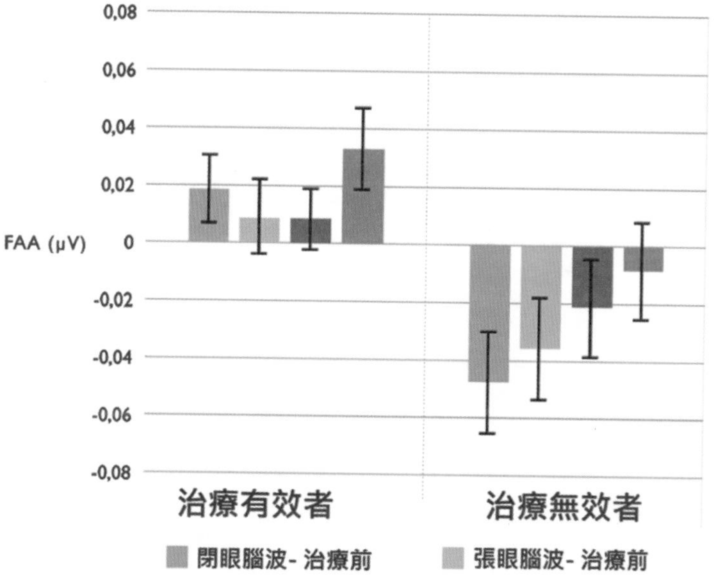

額葉alpha腦波不對稱性可預測治療有效之患者

綜上所述，在精神科、身心科當中，非侵入性的定量腦電波檢查有助於輔助診斷憂鬱症以及預測抗憂鬱治療的反應，也有助於實現個人化的精神醫療。

「今天的報告到這邊，謝謝大家！」

眾人的掌聲響起，張醫師結束了簡報，轉身幫我取下了電極的頭套之後，開始回應現場聽眾們的提問。我一面聽著，一面感受到自己彷彿被開了一扇窗。

或許這些資訊還存有很多的變數，以及多樣的解釋空間，但我感受到，這些檢測有很多潛在的發展可能。

或許，借助這些輔助的檢測，我們也能多捕捉一些肉眼無法看到的訊息，讓我們對患者的評估有更多的資訊，也有機會更完整。

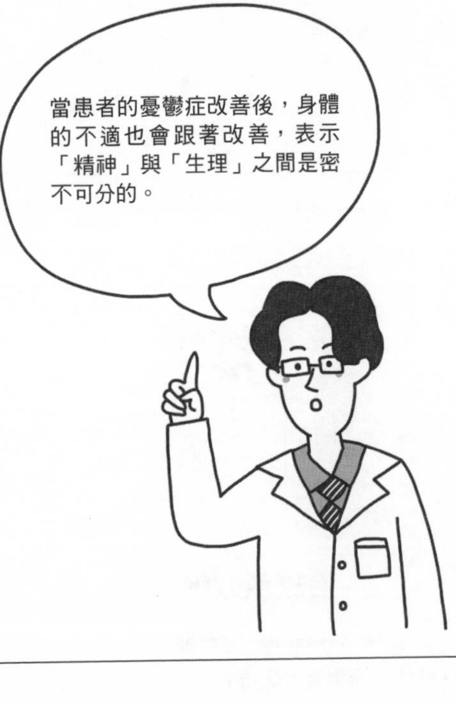
當患者的憂鬱症改善後，身體的不適也會跟著改善，表示「精神」與「生理」之間是密不可分的。

參考文獻

1 Koch, C., Wilhelm, M., Salzmann, S., Rief, W. & Euteneuer, F. A meta-analysis of heart rate variability in major depression. *Psychol Med* 49, 1948-1957 (2019).

2 Koenig, J., Kemp, A.H., Beauchaine, T.P., Thayer, J.F. & Kaess, M. Depression and resting state heart rate variability in children and adolescents - A systematic review and meta-analysis. *Clin Psychol Rev* 46, 136-150 (2016).

3 Choi, K.W. & Jeon, H.J. Heart Rate Variability for the Prediction of Treatment Response in Major Depressive Disorder. *Front Psychiatry* 11, 607 (2020).

4 Chang, H.A., Chang, C.C., Kuo, T.B. & Huang, S.Y. Distinguishing bipolar II depression from unipolar major depressive disorder: Differences in heart rate variability. *World J Biol Psychiatry* 16, 351-360 (2015).

5 Brunoni, A.R., *et al.* Trial of Electrical Direct-Current Therapy versus Escitalopram for Depression. *N Engl J Med* 376, 2523-2533 (2017).

6 Iseger, T.A., van Bueren, N.E.R., Kenemans, J.L., Gevirtz, R. & Arns, M. A frontal-vagal network

theory for Major Depressive Disorder: Implications for optimizing neuromodulation techniques. *Brain Stimul* 13, 1-9 (2020).

7 Iseger, T.A., *et al.* Cardiovascular differences between sham and active iTBS related to treatment response in MDD. *Brain Stimul* 13, 167-174 (2020).

8 Leuchter, A.F., Hunter, A.M., Krantz, D.E. & Cook, I.A. Rhythms and blues: modulation of oscillatory synchrony and the mechanism of action of antidepressant treatments. *Ann N Y Acad Sci* 1344, 78-91 (2015).

9 Stewart, J.L., Coan, J.A., Towers, D.N. & Allen, J.J. Resting and task-elicited prefrontal EEG alpha asymmetry in depression: support for the capability model. *Psychophysiology* 51, 446-455 (2014).

10 Widge, A.S., *et al.* Electroencephalographic Biomarkers for Treatment Response Prediction in Major Depressive Illness: A Meta-Analysis. *Am J Psychiatry* 176, 44-56 (2019).

11 van der Vinne, N., Vollebregt, M.A., van Putten, M. & Arns, M. Stability of frontal alpha asymmetry in depressed patients during antidepressant treatment. *Neuroimage Clin* 24, 102056 (2019).

第十一章 TMS與其他療法搭配

「大家好，我是新加入診所的醫師邱韻芝，以後請大家多多指教。」一個月一次的診所會議裡，除了宣布行政事項，也會由心理師或醫師輪流分享自己的治療取向與經驗，而今天輪到了新進的邱醫師分享。

講台上的邱醫師戴著細框的眼鏡，在她內斂的講演之中，透著微微的緊張，然而，聽著她描述許多對於身心症的治療專長，以及雅樂舞、心理劇等學習經驗，都讓我備感新奇，好像來到了一個新的世界，畢竟這些都是我以前在研究所學習時，甚少接觸的項目。

其中最讓我感到好奇的，莫過於她耕耘了多年的治療取向——澄心聚焦法（Focusing）。這個取向強調一種向內覺察身體，與傾聽內在歷程的態度，同時用溫和、接納的方式，聆聽內在的訊息。

「我們生來就有能力覺察每一刻的感受，但是多數的人們，在成長的各種階段中，遭遇內在心理受傷或疏離的經驗，導致我們不再信任身體和感受，因此，我們需要再重新學習，找回這個與生俱來的能力。」

隨著簡報一張張的過去，內容也越來越深入。

聽著醫師的分享，我好像可以感受到，這與時下盛行的正念（Mindfulness）頗有異曲同工之妙，也讓我回想這一路以來的學習歷程，以及來到這間診所實習的初衷。

我原本就熱愛宗教哲學，碩班的這三年，在指導教授的鼓勵下，開始接觸正念相關課程，也進行論文的撰寫。這段學習的過程裡，除了需要閱讀許多相關文獻，我也在一次次的練習當中，覺察身體的感受，讓心思回歸當下。當我一再發現到身心之間的交互影響，便越來越想深化相關的學習，同時更了解如何協助有身心症狀的人們。

在診所實習的九個月中，我看到診所致力於推展正念，以及心身醫學相關的知識，也見識到不同生理及心理療法對患者的影響，我因而好奇，一個整合式囊括生理及心理的治療，是如何進行的？

因此，我決定跟邱醫師多聊聊，看看她有什麼想法。

四月開始，邱醫師也加入了TMS治療的輪班。蓋倫醫師讓我跟著邱醫師的門診與TMS治療時間，增加一些交流的機會。

趁著門診的空檔，邱醫師進入TMS治療室裡，詢問病人治療的狀況，我也跟在旁邊，好奇地聽著。

「哈囉小禎！上次治療結束之後都還好嗎？」

「這幾天的睡眠狀況有比較改善，比較不會那麼暴躁。」

這位名叫小禎的國中女孩坐在治療椅上，比第一次來治療的時候平靜許多。

「那憂鬱低落的情緒有比較改善一些嗎？」邱醫師親切地問著。

「我覺得很多時候還是鬱鬱卒卒的，還是不太想吃飯……而且胸悶得好厲害，頭也會一直脹脹悶悶的。」小禎慢慢說道。

此時，一旁的媽媽聽到了，急切地想靠過來了解狀況，但小禎感受到媽媽靠近時，臉色馬上沉了下來，眼神不想與媽媽對視。

「好的，這次治療我會幫妳加上左側高頻，那右側低頻強度就先維持不動，治療結束後，再觀察各項症狀改善程度。」

邱醫師語畢後，轉身走出了診療室。

「醫生，我的女兒都已經在這邊打了一陣子的TMS了，為什麼身體還是會不舒服？」

剛走出診間，媽媽馬上跟過來小聲問著，好像生怕女兒聽到。

「而且為什麼還是不跟我講話？每次看到我就擺臭臉，TMS是不是沒什麼效？不然為什麼她的心情沒有好轉？」

「小禎的焦慮狀況比之前減少了一些，睡眠品質也有變好，比較不會像之前一樣，半夜醒來就睡不著。」

邱醫師看著媽媽，耐心回答著。

「基本上，憂鬱症都會有生理與心理上的成因與影響，或許她的胸悶與頭部脹脹的感覺，表示有一些情緒的感受沒有辦法釋放。」

講到這裡，邱醫師頓了一下，她看著媽媽，然後繼續說道：「根據先前小禎在門診的敘述，好像也因為升學規畫的事情，跟您有些爭執。」

「她一直想去念高職，可是她成績明明就可以讀第一志願，為什麼一定要這樣呢？而且這也不是我一個人的責任啊！她爸爸也不希望她去念那所學校，可是為什麼她就只對我擺臉色……」

媽媽愣了一下，好像有什麼心事被觸碰到，旋即低下了頭，眼神中有濃濃的懊惱，還透出了一點淚光。

「這下好了，得了一個憂鬱症，學校也都不用去了，整天就把自己關在房間裡面，功課也落後人家一大截，真不知道該怎麼辦。」

「媽媽真的辛苦了，但這邊也要跟您說一下，針對生理的部分，TMS可以協助活化腦區，讓小禎的情緒可以慢慢平穩下來，但是在心理部分，或許也需要一個出口，讓她可以把悶著的心情說一說，並找到一些與媽媽溝通的方式。我們建議小禎在TMS的治療之外，也搭配心理治療，這樣雙管齊下，或許能夠幫助小禎更快好起來，等等我也會私下跟她討論一下。」

聽到了醫師的回應，媽媽眼裡露出一絲曙光，開始詢問心理治療的注意事項。

「終於結束了看診的時段，今天真的花了很多心力呢！」

員工休息室裡，下診後的邱醫師吃著精心準備的健康餐盒，我低頭看去，裡面是擺盤精緻的生菜沙拉、雞胸肉、五穀米，不愧是專精身心療法的醫師，吃得真養生。回頭看看自己手中的雞排與甜不辣，瞬間覺得有些慚愧。

「邱醫師，為什麼妳剛剛會提出心理諮商的建議呢？」

我一邊問著，忍不住咬了一口雞排。

「TMS主要處理的是生理的部分，但你剛剛看到小禎避開她媽媽的樣子，很明顯也是她心裡有些結沒有解開，而且小禎在媽媽靠近的時候，呼吸越來越短促，這有可能也是一種壓力的表現……目前小禎已經脫離了憂鬱症的急性期，情緒也變得稍微微平穩一些，與人溝通的能力也增加了，是時候加入一些其他的治療選項了！其實TMS雖然有很多的療效研究，但也不是萬能，畢竟人的身心問題非常的複雜，所以還需要其他種類的治療一起來幫忙……除了心理治療以外，還有很多種類的治療喔！」邱醫師認真地說道。

「還有什麼樣的治療啊？這些治療又可以怎麼搭配呢？」我好奇地問著。

「很多啊！像營養輔助治療、神經及生理回饋、CES……等。」

邱醫師走到咖啡機前，沖了一杯義式濃縮咖啡，開始慢慢講述起來……

憂鬱症整合治療介紹

振芝心身醫學診所　邱韻芝醫師

本章會簡單介紹除了藥物治療（第五章）、心理治療（第六章）和rTMS治療（第九章）之外，可以輔助治療憂鬱症的方式，並說明如何選擇和整合這些方式。

營養輔助治療

營養輔助治療在近年憂鬱症治療的研究領域中有相當的成果累積，其中以EPA、維生素D有最多證據，這些「類藥劑營養品」（為天然或人工合成的營養品，但效果相當於藥品）的好處是，副作用少、安全性高，在研究中，**和抗憂鬱劑併用，有加強或加速藥效的作用，因此在營養品輔助下，可以減少藥物的用量，降低副作用發生的機會**，對於副作用敏感的族群，例如孕婦、兒童、老年人是不錯的選擇。

這裡要特別強調的是，單純用營養品的效果尚未有明確證據，另外，「類藥劑營養品」的使用也要注意劑量，不是愈高量愈有效，也不是吃愈多種愈好。

- 魚油：根據國際營養精神研究學會制訂的憂鬱症治療指引，建議選用純EPA或EPA／DHA組合比例高於二（EPA/DHA>2）的產品。推薦劑量為每天一～二克之淨EPA。
- 維生素D：須先抽血檢驗血中濃度，補充劑量為每天二〇〇〇～五〇〇〇IU，個人差異大，建議抽血追蹤是否已達正常值。

經顱微電流刺激治療（CES）

經國際臨床醫學證實，以極小量的微電流（百萬分之一安培）刺激大腦，能讓大腦皮質層釋放主管情緒和睡眠的神經傳導物質（包括血清素、腦內啡、乙烯膽鹼），達到調和神經、降低大腦激發狀態，增加大腦α波，降低焦慮症患者在視丘腦區（thalamus）的過度活化。近年來，醫學研究報告證實，它**能有效改善各種焦慮症**

（包含廣泛性焦慮症、恐慌症、特定對象畏懼症、創傷壓力疾患、強迫症）及其併發的憂鬱症。

神經/生理回饋治療

神經/生理回饋治療奠基於神經可塑性，藉由個案的自我覺察和調節，改變特定腦區/生理指標的活化程度，進而改善大腦/自律神經功能。治療過程中會透過腦波/生理指標偵測，將大腦/自律神經活化程度轉換為視覺圖像，治療師引導個案即時練習，找出調節大腦/自律神經活性的技巧，使神經恢復平衡，隨之改善身心症狀。

不同治療如何整合

在那麼多治療選擇下，民眾通常眼花撩亂，不知如何選擇和搭配。而執行不同治療的專業人員之間，持續的討論和合作，以達到最佳的整合效果，也是醫療團隊的挑戰。醫療團隊須就憂鬱症的嚴重程度、個別的心理特質，在不同的疾病階段，提供最適合的治療組合。前面章節有提到，憂鬱症分輕、中、重度、難治型，病程又分急性期、持續期和維持期，這邊將各時期適用的治療組合整理在下表。

	急性期（3個月） 穩定症狀	持續期（4-9個月） 恢復功能	維持期（1年以上） 預防復發
輕度	・調整作息、壓力、運動 ・心理治療或CES為主 ・可使用少量藥物	・心理治療	・維持健康的生活和壓力調適

中度	•藥物為主，營養輔助 •心理治療	•藥物＋營養輔助 •心理治療	•藥物＋營養輔助（可視情況減量） •心理治療
重度	•藥物＋營養輔助＋TMS	•藥物＋營養輔助＋TMS（可減少頻率） •心理治療（待認知改善）	•藥物＋營養輔助（可視情況減量）＋TMS（復發風險高者） •心理治療
頑抗型	藥物＋營養輔助＋TMS	•藥物＋營養輔助＋TMS（可減少頻率） •心理治療（待認知改善）	•藥物＋營養輔助（可視情況減量）＋TMS（復發風險高者） •心理治療
		若合併有失眠、焦慮、恐慌、身體症狀，則可考慮： •CES（不須主動練習） •神經／生理回饋（須主動練習，有學習效益）	

從上表我們可以看到，輕度憂鬱症很容易就可治療，到中度、重度、頑抗型等病情愈嚴重時，所須用到的治療方式和時間就愈多，花費也愈高。更重要的是，對腦功能、自信心、人際關係、工作機會的傷害和損失將難以估計。所以**早期治療和預防復發非常重要**。

在療程中，要能走向藥物減量，且避免復發，心理治療和TMS的搭配就很重要，看門診時，可以和醫師確認自己的嚴重度，處在什麼時期，然後討論適合的治療組合。是否搭配TMS要看**疾病的嚴重度、之前對藥物的反應、對藥物副作用的考量**等。TMS要用什麼打法才有效，也需要**依個別的不同症狀來調整**，例如有的憂鬱症患者會失眠，有的卻是嗜睡；有的患者表現以情緒低落，無動力為主，有的則以焦躁不安為主；有的患者是負面思考比較強烈，有的是身體不適比較強烈，都需要臨床仔細評估，以調整TMS的參數，然後觀察症狀的變化。

心理治療如何搭配

心理治療和憂鬱症其他治療方式最大的不同，就是TMS、藥物、營養品是患者**被動**接受去調整生理狀態，而心理治療則是**主動接受，願意面對、了解、接納、調整自己**。憂鬱症確實是大腦失衡的狀態，這是意志很難改變的，也會影響心理，形成負向的惡性循環。心理治療能做的是，釐清內在的惡性循環，不要再繼續累積負面想法、情緒、人際的壓力，往好的方向走，因此可以加速、加強憂鬱症治療的效果，且維持穩定更久。這樣的治療，需要患者**有動機投入，持續足夠的次數，且認知功能有相當的穩定度**，才能專注在這個釐清的過程，並記得治療中的收穫，帶到生活中練習。因此，在中重度以上憂鬱症的急性期，就不適合做心理治療，等治療到認知功能和身心狀態都回到相對穩定了，再開始心理治療，才比較會有效果。

不同的治療目標、共病和族群，適合的心理治療類型也不同，詳細的介紹可參考第六章，或和醫師討論。在臨床上，需要綜合考量患者的經濟、時間、生活等各種狀態，討論出最適合的治療組合，要實際上可持續進行，並視疾病的不同階段調整組合方式，才能發揮最佳的效益。

「沒想到除了心理治療之外，還有營養輔助、生理回饋可以幫忙。」聽完了邱醫師的介紹，我努力消化著剛剛的訊息，也回憶著先前接觸過的案主們。

「以前我總會覺得，心理治療可以搞定一切，但或許就像妳提到的一樣，沒有一種治療是萬能的，因此需要不同治療之間的搭配與合作。」

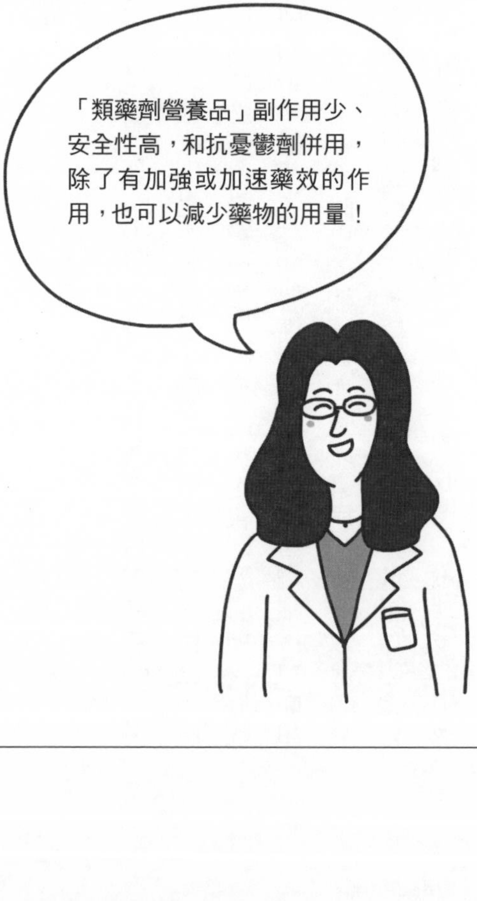
「類藥劑營養品」副作用少、安全性高，和抗憂鬱劑併用，除了有加強或加速藥效的作用，也可以減少藥物的用量！

「沒錯！」邱醫師眼睛亮了起來。

「我有跟蓋倫學長說過，之後會開一個生理回饋的學習小組，學長說你非常投入正念的學習，剛好正念與生理回饋治療是有關聯的，歡迎你一同加入喔！」

「好啊！」我一邊答應著，一邊驚嘆，這間診所的大家真的太好學了！

第十二章　TMS治療案例

四月初，週六的會議室裡，聚集了全臺許多進行TMS治療的醫療工作者，場面非常熱鬧。

「感謝大家這次的共襄盛舉，剛才的分享會裡，相信大家跟國外連線的老師們交流後，應該是受益良多……」

蓋倫醫師對著與會的眾位醫師說道：「接下來，我們將邀請幾位醫師上台與大家聊聊治療的案例，分別是唐醫師、邱醫師以及周醫師，請大家掌聲感謝一下這幾位用心準備報告的夥伴們！」

「首先，邀請唐子俊醫師上台當我們的第一棒！」

唐醫師沉穩地接過了蓋倫醫師的麥克風後開始說道：「感謝蓋倫的邀請，分享之前，也請各位留意一下，以下案例均為憂鬱症合併相關診斷，為顧及保密原則，患者背景和診斷細節都經過修改，最重要的是，案例及治療過程僅作參考，每個人有他最合適的作法，評估與治療的方式都需與醫師當面討論……」

唐醫師案例分享

TMS主要用來治療難治療型的憂鬱。憂鬱是一個異質性的疾病，共病性相當多，包括焦慮、恐慌、強迫、重大創傷後壓力症候群、躁鬱症、思覺失調、人格障礙、藥物濫用、自閉症和亞斯伯格等。許多身體方面的疾病也容易產生憂鬱的症狀，包括自體免疫的問題、內分泌、高血壓、糖尿病、中風、巴金森氏症等。根據研究，憂鬱症演化成為難治療性憂鬱症的相關危險因子包括：同時罹患焦慮症或恐慌症，或是出現自我傷害的意念和危險性、社交焦慮（部分患者從國小時就可以看到這種體質）、十八歲前就患有憂鬱症狀、合併人格障礙、對於第一種抗憂鬱藥物無效、重複復發的憂鬱、內因型憂鬱……等。這些危險因子越多，治療的困難度越高，如果沒有積極治療，很容易演變成難治療型的憂鬱，並且和原來的問題交互影響，提高治療的複雜度。

以下案例都有不容易治療的情緒問題，可能問題的時間比較久，用過多種方法無效，開始進入了惡性的循環，對於人際、學業或工作、日常生活的功能產生了重大的影響，家人照顧起來也十分辛苦。

創傷合併嚴重情緒的個案

個案為三十歲左右女性，主因是知道先生婚外性行為後崩潰，經由門診接受抗憂鬱劑治療，並協助安排婚姻治療，由於這位女性情緒低落，也曾出現劇烈的暴怒以及自我傷害。雖然先生及家人積極配合婚姻及心理治療，她的藥物遵從性也相當好，但憂鬱症和暴怒疑心症狀繼續，對於家庭生活和孩子也造成相當大的影響。

她會一直出現創傷相關的畫面、嚴重的惡夢，以及常常忍不住詢問先生婚外性行為的細節，因此經由完整的心理評估後，尋求接受TMS治療。

接受治療的第一到二週，焦慮和煩躁的情緒顯著改善；第二到三週，憂鬱的情緒顯著改善，出現創傷的畫面和惡夢顯著減少，自我傷害的想法也減少許多；第三到四週停止詢問先生婚外性行為的細節，生理期前後的劇烈暴怒及創傷畫面的再現也顯著減少；第四到六週開始願意規則的接受心理會談以及安排相關的婚姻治療練習，不會再覺得噁心不舒服；第六到八週，她的焦慮和憂鬱情緒穩定，創傷的畫面和感覺需要很用力才能回想起來，可以和先生心平氣和的討論後續如何增進關係，以及安排兩個人共處的活動。

憂鬱合併創傷的個案常常相當敏感，覺得威脅會再度出現，會有很多不愉快的畫面，完全無法切換到新的生活，只要稍有刺激，很快會回到過去，無法活在當下。即使對方給予安全的保證，仍然處在過度警覺的狀態中。長期的創傷最後會導向憂鬱的情緒和罹患心肌梗塞的危險，甚至影響人格和家庭，必須進行整合性的治療。一定要趕快打斷惡性循環，才能回到正常生活。

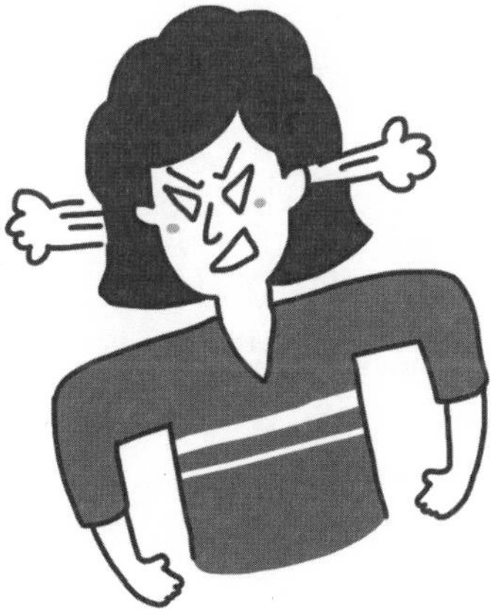

暴食症合併嚴重情緒障礙

患者為女大學生，從高中開始就出現交替暴食和厭食的行為，十分在乎自己的外觀和身材，也具備部分的完美性格，即使別人沒有要求她，也會希望在別人面前表現得很好。由於暴食和厭食的交替，再加上催吐行為，使其沒有辦法完全控制飲食，之後開始出現重複的情緒低落週期。焦慮煩躁情緒出現的時間越來越長，開始會採取一些自我傷害的方式來發洩煩躁和暴怒，也藉由大量的進食來處理自己沒有發洩完的情緒。

患者以前曾接受過藥物和心理治療，但多種的藥物治療無效，經由完整的心理評估之後，進入TMS治療。

接受治療的第二週，患者焦慮和煩躁情緒顯著減輕；第二到四週可以稍為控制重複暴食的行為，但是仍

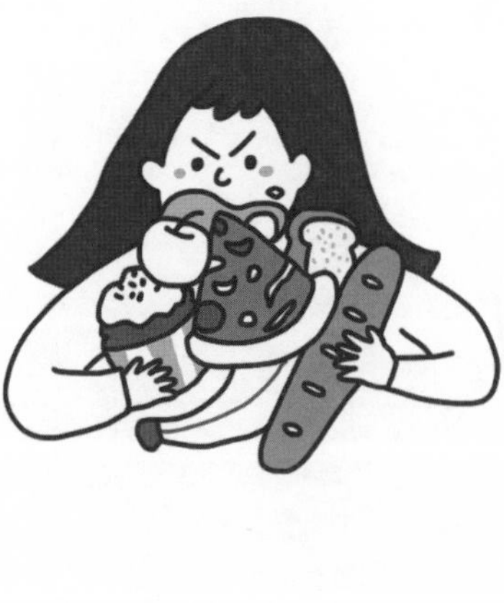

然會催吐；第四到六週，情緒穩定許多，暴食的行為也大量減少；第六到八週可以控制大部分暴食和催吐的行為，焦慮和憂鬱的情緒也顯著改善，再也沒有出現完全失控的暴食以及自我傷害的行為。經由討論後，以TMS做為補強治療，逐漸減少藥物，並且接受心理會談。

研究和臨床的經驗發現，進行TMS治療之後，本來無效的藥物，也可能會有改善的效果。由於大腦的可塑性改變，心理治療的效果也會變得比較好。在國外的治療供適當中，TMS可以合併使用藥物，也可以作為單獨的治療方式，取代藥物和心理治療。

嚴重的強迫症和憂鬱症

患者為男大學生，從小有咬手指、摳指甲的習慣，在青少年階段，情緒就起伏不定，經常煩躁，曾多次在學校接受心理輔導，而且因為強迫症狀和情緒低落的關係，接受過藥物治療。由於治療效果越來越不好，學業成績明顯下降，學習動機也變弱，甚至出現摳指甲到流血、自我傷害的想法。另外，也出現強迫症狀，經常擔心自己的手沒有洗乾淨、考卷沒有寫上名字，以至於不斷檢查到題目都沒有寫完。患者的情緒和生活掌控度越來越差，開始躲在家中不太願意上學。曾經過多次的心理輔導和藥物治療無效，也逐漸把自己封閉起來。

進入TMS治療的第一到二週，焦慮的情緒獲得改善；第二到四週，低落的情緒獲得改善，比較容易打斷重複的行為，但是仍然忍不住會去做，摳手的行為依舊明顯；第四到六週，患者的情緒明顯改善，重複的動作和行為已經減少一半以上，可以輕鬆跳開重複的行為，低落的情緒也改善許多，開始願意嘗試出門和上學；第六到八週，情緒低落、擔心骯髒、害怕遺漏以及重複檢查的行為明顯改善，摳指甲的行為也明顯減少。

後續經由心理輔導、暴露不反應法以及正念練習持續進行治療，本來在症狀嚴重時，男大生的治療出席率很差，而且治療練習的效果讓他十

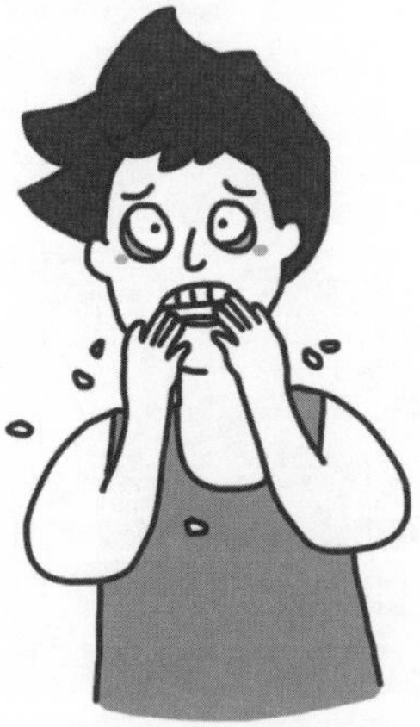

分挫折而不願意加以練習，但是在ＴＭＳ治療穩定之後，本來的治療方式效果改善很多，也讓患者多了許多方法來面對強迫症狀。

半年後，本來焦慮憂鬱退縮的少年，變得十分樂觀活潑，他告訴我們，很震驚自己可以不用再受到這些症狀所苦，原來真的可以擺脫負面情緒。同時他更了解到，低落的情緒和重複的行為是需要治療的，而非自己的能力不好。

劇烈暴怒重複自我傷害

該案例為中學女生，從國中開始常出現情緒低落、人際關係敏感、多次自我傷害的行為，也常常因為過度疲勞、日夜顛倒，學校出缺席的狀況十分不穩定，已經無法處理自己的情緒，並開始莫名出現傷害自己的行為，甚至會走到高樓和危險的地方，被救回來好幾次，也開始出現解離的行為。在人際關係方面，因為曾短期休學，和同學的距離也越來越疏遠。

由於她的病況起伏不穩定，心理治療和藥物都使用得相當不規則，多次短期住院後仍無法改善強烈的情緒。經由評估之後，決定採取ＴＭＳ治療。

她本來在原醫院使用的藥物種類很多，每一種藥物都用到二線以上，但仍然沒有效果，採用TMS治療後，前二週的睡眠、情緒逐漸穩定；第二到四週時，劇烈的自我傷害想法顯著減少，開始逐漸恢復生活規律；第四到六週，低落和爆炸的情緒顯著改善，對於家人的話語認為有針對性和批評也顯著減少許多。她本來講話帶刺、相當敏感，讓家人整天戰戰兢兢，但是接受TMS治療後，表情變得相當溫和；第六到八週，情緒穩定，就算突然心情低落，也能夠自己穩定下來，開始能夠規律的出門、建立正常作息，甚至希望能夠打工和回學校，藥物也減少了許多，大大減少多種藥物產生的副作用。

研究和治療的經驗發現，TMS對於即使經由多種藥物治療仍無效的頑抗型的個案，可以顯著改善情緒和自我傷害的行為。在史丹佛大學著名的SAINT研究發現，透過短期和密集的TMS治療，盡快將TMS累積到一定的次數（每天十次的TMS治療，連續五天，快速累積五十次的治療），可以顯著改善憂鬱症狀和自我傷害的危險，而且個案

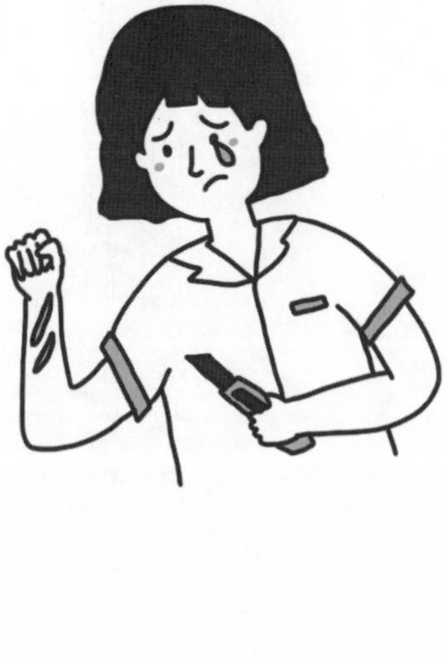

的耐受性很好。

本次的案例在情況穩定後，開始嘗試補習和部分的打工生活，準備之後能夠繼續回到學校。家人覺得十分開心，不用一直跑學校和醫院，在家也不用一直戰戰兢兢。

青少年憂鬱常常呈現的方式是暴怒、劇烈的情緒起伏，明明已經有足夠的睡眠時間，仍然會覺得十分疲累嗜睡，常常被誤會是懶惰。如果多種藥物治療無效，會逐漸影響學業人際關係，大腦的功能也會下降許多，所以盡快採取有效的方式，協助其回歸正常人際和學業相當重要。青少年最重要的就是能夠回到發展的正軌，有適當的人際接觸和課業，若完全退縮在家裡治療，雖短期內症狀或許減輕，但長期脫離現實的生活，對發展相當不利，所以需要積極介入。

思覺失調合併憂鬱症

患者為女學生，在中學後期出現人際關係退縮，甚至有幻覺和妄想症狀，診斷為思覺失調。

經由藥物治療之後，急性症狀穩定，但後續出現憂鬱症狀，對許多事情失去興趣、缺乏動機、人際關係退縮和敏感，她本來十分熱中許多活動和學習，現在常常關在家中，不願跟同學接觸，也不願外出。總是缺乏活力，對本來有興趣的烹飪和園藝也提不起興致。家人覺得她十分懶散，怎麼勸也無效。患者偶爾會出現放棄和自我傷害的想法，雖然規則的服用藥物，也調過幾種抗憂鬱劑，對於人際關係退縮和缺乏興趣卻沒有明顯的改善效果。

家人積極安排她接受心理會談或者打工，但本人興趣缺缺，經由收集相關訊息，家人希望她能夠接受TMS治療。

經由完整的心理評估後，開始進入TMS治療，前二週的治療，患者焦慮的情緒顯著改善；在第二到四週的治療，眼神接觸增加、活力顯著改善；第四到六週，眼神互動和人際對話增加，也開始不排除外出，願意接受家人的安排，開始參加相關的課程和活動；第六到八週，情緒明顯改善、言語表達變多、眼神接觸明顯活潑許多，開始安排活動及外出，也開始注意自己長期不活動而造成的肥胖，希望能夠調節飲食和運動，沒有出現放棄和自我傷害的想法。

接受TMS治療之後，患者情緒和日常生活活力顯著改善，人際關係的敏感和退縮減少，生活的動力也增加了許多，也開始回到之前安排的部分活動。於此同時，有特別提醒她必須重視生活的規律性、規則的外出和活動，執行結構性而有紀律的生活方式，才能夠維持達成的治療效果。患者現在服用的藥物也相當單一，精神和情緒症狀相當穩定，逐漸回到一般青年人的生活軌道。

重複復發思覺失調和憂鬱會使大腦的功能逐漸下

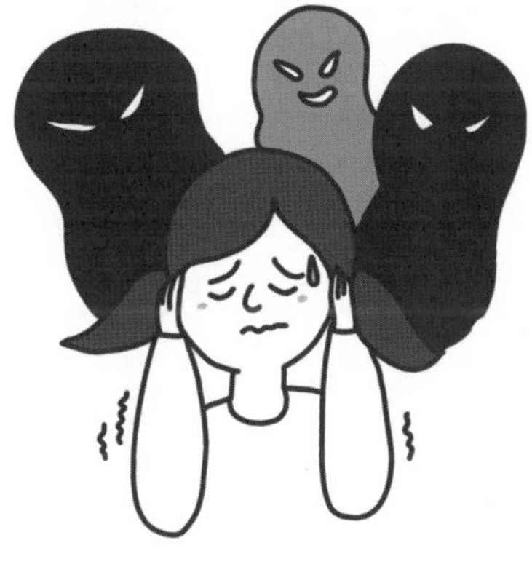

降。自我監控復發的症狀，就能夠好好觀察自己，減少復發的可能性，才能逐漸累積治療的效果。同時合併兩個問題，會造成大腦功能下降的更快，治療反應遲緩許多，也可能逐漸退縮、離開現實的人際關係和生活，脫離現實的時間越久，功能下降越多，越無法回到正常的生活，故需要積極的治療。

亞斯伯格合併憂鬱症

男學生從小被診斷為自閉症及注意力缺損。他的個性相當固執、情緒敏感，從小就有摳手和重複檢查的習慣，手指頭常有許多傷口，一再受傷無法恢復，焦慮的時候會更嚴重。其自我要求很高，也考上相當好的學校，學習過程雖然成績表現良好，但是情緒相當敏感，也十分固執堅持許多的規則，家人因為他成績表現不錯，並沒有做太多的修正而是給予包容。

當他進入名校之後，希望能夠達到更好的表現而時常晚睡，情緒越來越敏感暴躁，經常與母親爭執，母親也出現憂鬱的症狀。他的父親則認為，兩個人的事情自己處理就可以，採取比較被動和旁觀的態度。患者和母親的關係相當親近，因此爭執也相當多，兩者陷入無法跳開的情緒循環和爭執，雖然相當疲累，兩個人的情緒卻越來越不好。

由於常態性的晚睡，在幾次成績不如預期之下，開始出現強烈焦慮和憂鬱的症狀。加上睡眠和情緒不穩定，固執和堅持不能滿足時，就更加的暴怒，且開始請假不願意上學，甚至出現情緒低落、想自我傷害和家人會有推擠和威脅的行為。

家人刻意幫他安排了心理會談，也拜託學校老師給予輔導，但他相當有自己的主見，所以治療的效果不好。他曾經自尋自閉症的專家，但無法得到適當的協助。情緒低落跟自我傷害的危險性越來越高，轉而尋求TMS治療，經由完整的評估和了解治療的藥物，進入TMS治療。

第一到二週，焦慮和煩躁的情緒稍微緩和，但還是相當固執和堅持，常常在治療室和母親起爭執。第三到四週，低落和提不起勁的情緒改善，自我傷害的情緒也減少許多。第四到六週，煩躁爭辯的情緒穩定很多，許多事情雖然有自己

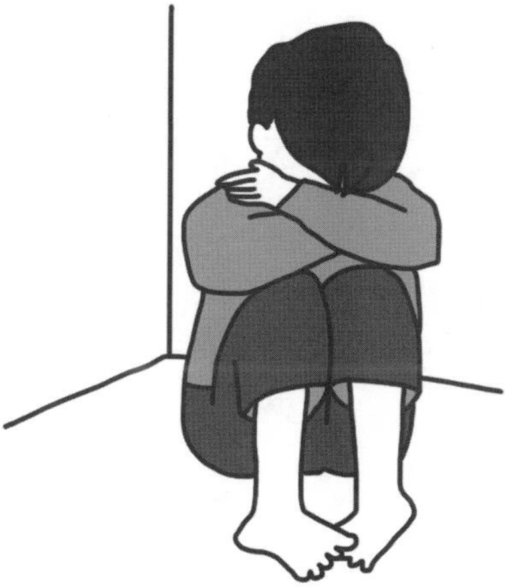

的想法，但是比較好商量，和母親的相辯時間也變得很短，強迫症和摳手的行為顯著減少五成以上。

第六到八週，睡眠穩定，白天疲累減少八成以上，開始能夠唸書和安排外出，也不排斥到學校，情緒低落和起伏狀況較穩定，對於母親和治療師的建議本來是極度的辯論和反駁，現在也可以接納每個人有不同的想法，不一定會爭辯到有結果。

穩定之後，他又開始回復到能夠安排自己的學業和讀書計畫，準備考試的時候仍然會焦慮，但是不太會影響學習，情緒的起伏也小了許多，會開始安排一些社團的活動，對於人際關係興趣上升，也想要學習相關的人際技巧，於是在建議下接受人際技巧訓練。在會談中，固執和堅持的部分仍然有其特色，但是比較能夠接受不同的建議，也不會在會談當中流於辯論。

自閉症和亞斯伯格的個案共病性相當多，包括注意力缺損、憂鬱、躁鬱症和強迫症……等精神症狀，治療是相當大的挑戰。而且在青少年之後，情緒的波動會更加明顯，如果再加上睡眠不穩定，許多治療方式的效果會降低很多。

近年來，藉由神經調節術如ＴＭＳ，在處理本來很不容易治療的自閉症和亞斯伯格症上獲得了相當大的進展，對於後續的心理會談和藥物治療提供了重大的協助。臺灣相關的治療研究也蓬勃發展，國際間找到這種神經調節的方式，還有寶貴的ＴＭＳ臨床經驗，都讓自閉症和亞斯伯格的治療困境產生了新的曙光。這種治療效果不是只有短期，除了讓個案和家人有很多新的治療選項，後續也要持續進行藥物和心理治療，甚至是特教的訓練，才有大幅進步的機會。

邱醫師案例分享

憂鬱症合併解離症狀

二十八歲未婚女性，職業為軟體工程師，五年前曾罹患憂鬱症，服藥一年半，但改善程度有限，之後未規則服藥，症狀起伏，尚可維持工作，但人際上容易感到壓力，嘗試過心理諮商，但因為會增加惡夢而沒有持續。

初診為前兩個月，有一次暈倒被送往神經內科住院檢查，未發現有腦部異狀和其他身體疾病，但無法完全排除癲癇的可能，因仍有反應變慢、注意力不集中、失憶等現象，轉到精神科治療，診斷為解離症。一開始採取藥物治療，但症狀改善不明顯，且仍有暈倒現象，故轉診評估ＴＭＳ治療。就診時有明顯憂鬱情緒、自殺想法、注意力不集中、睡眠障礙、失憶、失真感、失自我感等，夢和現實分不清楚，無法閱讀和流暢與人交談，會莫名恐懼、四肢無力，但記不起有明顯創傷事件。

進行ＴＭＳ共二十四次，前十次改善不明顯，仍有嗜睡、失真感、反應遲鈍、情緒低落，解離性失憶現象，會突然忘記自己為何在某個地方、要做什麼，並且腦中有模糊的吵鬧聲，調整刺激模式後，解離有逐漸減少（比較沒有脫離身體的感覺，但外面的世界仍感覺陌生，看鏡子會有陌生感，現實的事好像沒發生過，看書只能留下模糊印象），但發現有模糊的人聲聽幻覺，故加上精神安定劑，專注力和幻聽有逐漸改善，開始可以閱讀和做家事，但又因為藥物副作用使肌肉抽動，故停用精神安定劑，但幻聽未因此惡化。期間有再追蹤腦波，排除癲癇的可能性。結束ＴＭＳ治療時，情緒雖偏低但較穩定，未有暈倒發生。

ＴＭＳ結束後一個月，用少量藥物並在門診追蹤，失真感、失憶、恐懼感、幻聽持續改善，可閱讀時間逐漸增加，結束後兩個月可回到職場，但面對人際仍容易焦慮，逐漸意識到自己的心理模式，容易忽略自己的感覺、討好別人、否定自己，曾嘗試諮商一次，但仍會作惡夢而不適。患者轉換工作單位和性質後，失真感、失憶、聽幻覺、暈倒在TMS結束後七個月，未有復發跡象。

解離症狀在臨床上不容易治療，對藥物和心理治療的反應不好，對認知功能和生活的影響很大，在這個案例中可以得知，足夠次數的TMS治療，可有效改善解離症狀，且在治療結束後，效益仍可持續。

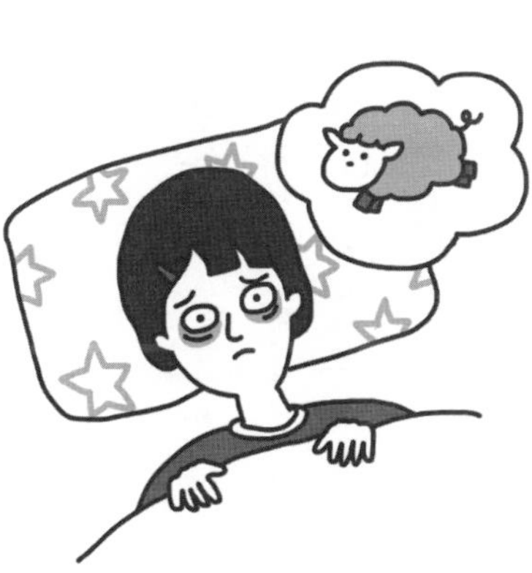

憂鬱症合併強迫思考，TMS搭配心理諮商和正念練習

該案例是四十八歲男性，在貿易公司工作，和太太、女兒同住。三十七歲時憂鬱症病發，一開始是胸口痛，但檢查不出身體問題，接著到精神科就診。長期服藥治療，憂鬱症發作之後，長年伴隨有強迫意念干擾，看到某些物品時，會有不該看的想法，繼而陷於不看又想看的矛盾拉扯中。另有慮病症的傾向，當身體有不適感，容易往壞處想，需要就醫確認，但無明確身體疾病。曾參加正念課程，能幫助減少焦慮和擔心。來診前半年，憂鬱情緒、強迫意念、自殺想法加重，幾乎整天都受症狀所苦，故尋求TMS治療。診斷為重度憂鬱症、強迫症。

接受二十四次的TMS治療期間，焦慮度和強迫想法明顯改善，搭配每天至少一小時的正念練習，調整對治療的過度理想期待，減少要完全消除症狀的執著，試著和不適感相處，不過度關注和評價強迫意念，於是對不適感的接受度變高，心情也變輕鬆，當不適感升起，可以回到當下，用呼吸自我調節，不適感就能消除，進而提升自

我掌控感，焦慮和憂鬱也跟著改善。TMS兩個月的治療結束時，憂鬱、焦慮情緒和身體症狀都大幅改善。

TMS結束後的半年，維持心理諮商和正念練習，穩住對當下的專注力，覺察過往人際經驗對自己的影響，看見「理想我」和「真實我」的差距、總是需要尋求外界肯定，以及容易自我懷疑的特質，進而學習自我接納，逐漸能觀察強迫的想法但不進入被追著跑的反應，接納不舒服，焦慮和低落偶有起伏，但可自我調適，比較不會啟動原本的災難化思考模式。

在這個案例中，可以看到TMS和心理諮商、正念方法如何相輔相成。TMS可以大幅降低憂鬱、強迫思考的強度；諮商則幫助個案看見心理的慣性、症狀背後的想法；正念練習則讓個案增強自我調適的能力。這樣多面向的介入，治療才能更有效、深入地進展。

憂鬱症合併身體症狀，TMS搭配心理諮商和正念練習

三十六歲已婚男性因事業上遭逢重大衝擊，故身心崩垮，情緒焦慮低落、胸悶腹痛、食欲及體重下降、失去信心和決斷力，有自殺想法，曾因腹痛而接受身體檢查，並未發現異狀。有自己嘗試用瑜珈和正念練習調適，症狀有改善，至精神科就診後診斷為憂鬱症，偶爾服藥，但仍感到受症狀所苦，故尋求TMS治療。

在二十四次TMS治療中，約十二次後，焦慮和睡眠就有明顯改善，穿戴式心跳偵測顯示，心跳若在壓力下上升，比之前更快恢復平穩。但情緒仍會受工作壓力影響。有壓力時，容易焦慮、低落、伴隨腹痛和食欲下降，故二十四次後繼續TMS療程十二次，腹痛和焦慮有逐漸改善，從每天發作一次，逐漸到一週一、兩次，不適感出現時，用正念練習一小時可消除，可降低用藥劑量，TMS施打頻率從一週兩次，漸減到兩週一次。在接受TMS治療期間，搭配每週一次的心理諮商，協助個案處理

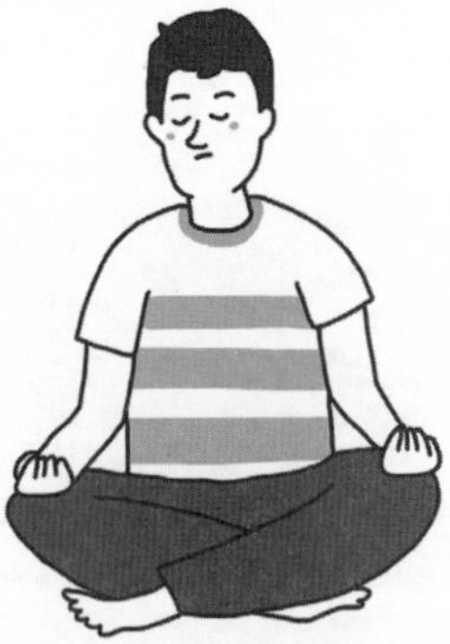

事業上的壓力，專注於目前能做的，減少不必要的自我批判和工作中的人際負擔，在生活中增加自我照顧和人際資源。治療後五個月，個案已幾乎不受情緒和腹痛困擾。

這個案例中，一開始身體症狀和情緒的關係不明，但隨著情緒改善，發作的頻率降低，腹痛和情緒壓力的關係就變得明顯。壓力對情緒、身體的影響是很複雜的，心理諮商可以幫助個案釐清壓力累積的過程，怎麼從生活、人際去一步步減輕負擔。而正念練習讓個案有自我調適的能力，在不適感浮現時，可以靜下來和它相處，而非進入焦慮的惡性循環。這是一個腦、身、心逐漸同步的療癒過程。

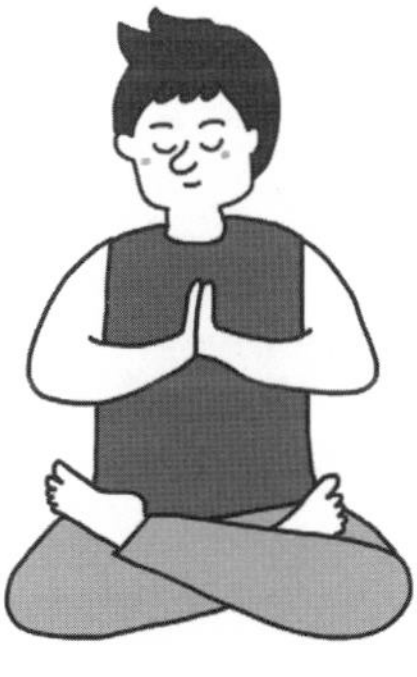

周醫師案例分享

眩暈後出現憂鬱症症狀

沈小姐是一位生活節奏緊湊的媽媽，平時工作常常會加班，假日則和先生輪流照顧小孩，日子過得忙碌而充實。大約一年前，沈小姐突然在上班時頭暈到天旋地轉，幾乎連站都站不穩，趕緊到醫院神經內科安排檢查，卻找不出任何問題，轉診至耳鼻喉科後診斷為內耳不平衡，開始服用抗眩暈的藥物。治療後前兩個月，眩暈症狀有改善，但症狀很快又復發。眩暈嚴重時，沈小姐連做家事都有困難，以前喜歡的爬山健行也沒辦法再去參加。除了影響生活，沈小姐注意到自己時常情緒低落哭泣，躲在家中不願意出門，失眠難以入睡，白天則疲倦且專注力不佳，對於自己沒辦法處理好工作事務及家事而感到愧疚，認為自己拖累了家人朋友，即使眩暈症狀相對較好時，也還是會陷在低落的情緒裡難以走出來。在朋友建議下，沈小姐看了幾家不同的身心科門診，醫師建議服用抗憂鬱藥物，但沈小姐吃藥之後昏沉及噁心症狀非常明顯，接連換了幾種藥物都很不舒服，難以穩定服藥，因此決定接受rTMS治療，同時合併正念減壓放鬆訓練。

在rTMS治療到第三次時，沈小姐發現自己不會睡到一半驚醒，也比較少作惡夢。第六次治療之後，沈小姐低落的情緒有所進步，較少掉眼淚，在狀況好時還能進廚房煮飯，在這之前，平時喜歡做菜的她已經兩個月沒辦法下廚，這讓沈小姐對於治療更有信心。同時，她也參與正念減壓練習，學習如何放鬆全身肌肉，不分心地專注在此時此刻。到第十二次治療時，眩暈症狀有時會消失，不像過去每天都很暈眩，雖然眩暈嚴重時沈小姐會擔心自己是不是沒有好？會不會治療沒效果？但在治療師的鼓勵下仍持續接受rTMS治療。

最後經過二十四次的rTMS治療之後，沈小姐的憂鬱症狀明顯改善，整個人變得有活力，睡眠也穩定許多，雖然仍不時有眩暈困擾，但嚴重程度僅剩剛開始發病時的兩三成，比較能夠忍受。慢慢的沈小姐生活回到常軌，並且持續

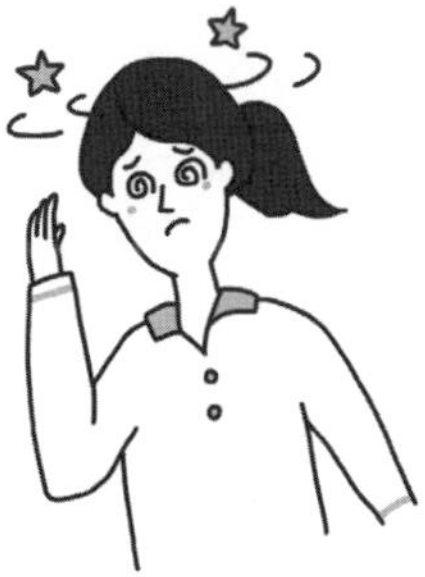

搭配正念減壓練習，學習與眩暈症狀和平共處。

從這個例子我們可以看到，rTMS改善憂鬱症症狀需要時間累積，才能讓治療效果逐步發揮出來。有時進步是起起伏伏，在治療中還是會遇到狀況不好的時候，患者通常在這低潮時會出現許多擔心，害怕治療沒效或自己回到治療前的狀態，這的確是人之常情。實際上，若放下心中不安，穩定接受治療，有很高比例的個案會持續進步，最終從憂鬱中走出來。

「感謝三位醫師為我們提供了這麼多豐富的治療經驗。」

最後一位講者周醫師結束之後，主持人蓋倫醫師拿起了麥克風說道：「三位醫師的提案都顯示出，憂鬱症的共病越多，就越不容易進行治療，對於學業、工作，或是人際關係的衝擊，也會越加強烈且複雜。而且我們也可以發現，除了以TMS改善個案的情緒狀態、活力之外，適時加入藥物、心理治療、正念治療等選項，也能在個案狀況相對穩定的時候，釐清壓力累積的過程，並幫助個案學習自我調節的技巧。

未來，憂鬱症的整合式治療將是重要的趨勢，也希望各個診所的夥伴們今後一起努力！」

眾人掌聲之中，結束了這次的個案分享會，也希望這次的交流，可以為彼此的治療帶來更廣闊的視野！

第十三章　TMS無效應對

「為什麼我兒子已經在這裡打了一個月的TMS，憂鬱還是沒什麼改善？這樣到底要怎麼辦？」診療室裡，一位頭髮斑白的媽媽焦急地問著。

「我們之前做過心理諮商，也看了好幾個醫生，試過很多種藥，就是沒有比較好，才來這裡打TMS，醫生拜託你救救他好不好……」

坐在治療椅上的中年男子，蒼白的臉上掛著濃濃的黑眼圈，漠然地看著遠方。

「這一年來，我兒子被公司開除之後，一直無精打采的樣子，問什麼都不會回，每天都把自己關在房間裡面，醫師，我們這樣要怎麼辦……」

媽媽顫抖的音調持續蔓延著焦慮，兒子則是一臉的木然。

「我知道您很著急，也很關心兒子，但是這個重度的憂鬱症本來就沒那麼快好……能不能先讓我跟兒子單獨談一談，等等再來跟您聊聊？」

媽媽點了點頭，走出了治療間，我看見她的眼淚開始不斷落下。

「小林，最近的睡眠狀況都還好嗎？」

蓋倫醫師拿了一張椅子，坐在這個中年男子的旁邊。

「還好吧，沒什麼變化，就那樣。」

小林說著，斜眼瞥見我站在旁邊，突然開始變得有些戒備。

「我不想要這邊有其他人……」

聽到了小林的話，蓋倫醫師示意我離開，我默默退出了治療間。

關上門之後，我在候診區裡，看見林媽媽坐在靠窗台的角落，用衛生紙不斷擦拭著眼淚。或許是感受到她有很多話想說，因此我走到她身旁。

「林媽媽您好。我是診所的實習心理師彼得，剛剛從治療室出來的時候看到您很難過，想過來關心您一下，我們到旁邊的會談室聊聊好嗎？」

林媽媽點了頭，像是找到了浮木一般，快步走進會談室，關上門之後，開始述說著兒子的狀況……

兒子叫作小林，今年四十歲。他的個性比較內向，朋友也不多。去年公司人力縮編，被資遣之後，這一年來都沒有工作，也斷了跟朋友的聯繫，整天就只是待在家中打電動，也不太跟家人互動。爸爸已經過世，姊姊與哥哥又都在國外工作，家裡只有媽媽與他相伴。

半年前的某天，媽媽發現到兒子一直都沒有出房間，打開房門後發現兒子躺在床上，手裡握著一罐幾乎快吃光的安眠藥，情急之下叫救護車將兒子送急診，所幸搶救了回來。

後來的半年裡，媽媽不斷帶著兒子到處奔走求醫，好不容易找到了我們診所進行TMS治療，卻又在前幾天，發現廁所裡有一封寫到一半的遺書。

「你知道嗎？我看著他在上面寫著『我的人生就是一個失敗的作品，一個無法挽救的汙點，我沒有資格接受任何人的關愛』的時候，我有多心痛嗎？」

媽媽持續流著眼淚，透露出一股惶急，彷彿沒有人能理解她的悲傷，而她要如此用力，才能讓他人稍微感受她的無助。

「他現在也不讓我碰他房間的東西了，每次只要動到一點，他就會開始大吼，叫我滾開，然後把他的東西拿走，一直在用酒精擦⋯⋯」

媽媽懊惱地說著，而我突然覺得事有蹊蹺。

「這個狀況大概多久了呢?」

「大概兩個禮拜左右,而且他每次擦完之後,都要洗手半小時以上,我碰過的東西真的有那麼髒嗎?」媽媽的眼神從原本的驚慌,開始變成了一種疑惑。

員工休息室裡,我向蓋倫醫師回報了剛才的聊天內容,蓋倫醫師雙手抱胸,看著電腦螢幕,嚴肅沉思著。

「老實說,我還真的不太懂這位患者,他剛才也一直提到最近發現有人在監視他,準備要殺掉他,或許需要改變治療方向……」蓋倫醫師喃喃自語著。

「所以,如果TMS治療沒有效,可能會有哪些原因呢?我們又可以怎麼辦?」

聽了我的疑問,蓋倫醫師轉過來說道:「這其實是個很重要的機會,剛好讓我們上了一課,或許面對TMS沒效時,我們需要回頭檢視一些狀況……」

之後,蓋倫醫師從筆電當中點開了一份治療筆記並開始解說。

萬一TMS沒用怎麼辦？

振芝心身醫學診所　洪敬倫醫師

雖然rTMS能幫助大多數藥物反應不佳的患者，卻也不是萬靈丹。不少患者與家屬會把rTMS當作最後一絲希望，因此會非常擔心：「萬一rTMS沒效，我的憂鬱症是不是就沒救了？」其實，從憂鬱邁向康復是一條蜿蜒曲折的旅程，rTMS治療也只是其中一站。不論效果如何，旅程都應該繼續，讓我們一起來看看這條路該怎麼走。

TMS不是無效，只是時機未到

完成二十次以上的rTMS治療後，仍然進步有限，究竟是怎麼回事呢？最常見的原因是時機未到。rTMS是藉由磁場改變腦細胞的電場活動，進而調整神經網絡的活性，而透過神經可塑性（neuroplasticity）重塑大腦需要時間。臨床經驗顯示，患者在完成二十次以上rTMS治療的一至三個月內，症狀還會持續進步。特別是病程長、鎮靜安眠藥物用量高及年長患者，效果會特別慢。因此，需要耐心等待療效。此外，rTMS帶來的改變通常會從外顯行為開始，例如增加進食與活動、情緒較為平穩、家屬發現照顧負擔減輕了等等。而病人主觀感覺到情緒好轉、興趣提升，通常還需稍待一段時間。

此外，治療次數也非常關鍵。歐美十餘年來的經驗累積指出，rTMS最好進行三十次以上治療，才能達到最佳效果。由於臺灣民眾剛開始接觸此療法，態度不免觀望，大多數患者都接受十至二十次治療左右。二十次治療通常已可鞏固療效，僅完成十次治療則很難下定論。因此，完成充足治療次數，是因應rTMS效果不彰的首要策略。

合併問題未處理

憂鬱症久治不癒，必定有其他因素干擾。rTMS能有效處理生理（大腦）病因，卻無法面面俱到。究竟有哪些可能的合併問題在扯後腿呢？

憂鬱是多種身心疾病的併發症，諸如強迫症、帕金森氏症、中風、心肌梗塞等多種疾病常與憂鬱症併存。這些疾病沒有治療妥善，憂鬱症也很難長治久安。

未經處理的心理困擾

許多憂鬱症都在重大心理衝擊後發病，隨之而來的失落、憤怒、羞恥、罪惡感等強烈情緒，即使大腦功能改善，仍會耗損心靈。部分接受ｒＴＭＳ患者在病情大幅改善之際，遇到同樣的「心結」時就立刻被打回原形。

不利於心理健康的性格特質

例如過度追求完美、高度依賴外在肯定等性格特質，這些特質所伴隨的思考與行為慣性，很容易造成憂鬱症發作。

兒時創傷經驗

孩童時期的不良經驗對心性與人格發展會產生重大影響，包括家庭暴力、性侵害、霸凌等創傷經驗，都會大幅提高成年期精神疾病的發生率，也是憂鬱症為何難治的常見遠因。

處理與憂鬱併存的身心疾病時，需要精神科醫師的敏感度，也需要與其他科醫師密切配合。至於兒時創傷、性格特質與壓力事件的處理，則需要透過心理治療逐步因應、梳理與轉化。

真的是憂鬱症？鑑別診斷從頭來過

由於目前精神醫學缺乏客觀檢測，診斷都是根據病患的主訴症狀及醫師的精神狀態檢查完成，不免有判斷失誤的時候。另一方面，許多精神疾病也常以憂鬱症狀作為初期表現，例如思覺失調症、躁鬱症及失智症。病程剛開始可能都非常類似憂鬱症，數個月、甚至數年之後才出現其他核心症狀。因此，面對多項治療都無效的患者，臨床醫師第一個需要思考的是，有沒有可能需要「打掉重練」？

所謂鑑別診斷，就是重新檢視所有可能導致憂鬱症狀的病因，常見的可能包括：

- 患者的憂鬱症狀會不會是另一個精神疾病的表現？
- 患者是否使用會導致憂鬱症狀的物質？例如酒精，毒品，藥品等。
- 有沒有隱藏的疾病導致憂鬱症狀？例如甲狀腺功能不足、自體免疫疾病、心血管疾病等。

重新進行詳盡的病史評估，症狀蒐集，並安排適當的檢查，就能進一步釐清診斷。倘若診斷有變，治療可能大有不同。例如躁鬱症患者常必須併用情緒穩定藥物，症狀才不會總是起起伏伏。自體免疫疾病導致的憂鬱症狀，類固醇及抗免疫藥物就可能帶來顯著進步。

最後，再次調整藥物也是面對rTMS療效不佳的可能選項。由於大腦的神經傳導在rTMS治療後已有改變，對藥物的反應也可能提升。總結而言，rTMS豐富了現有憂鬱症的療法，但單靠它無法確保萬事太平。一個包含重複評估、鑑別診斷，以及整合生理、心理與社會支持的治療方案，才能因應患者在康復之路上的各種挑戰。

「依照詢問後獲得的資訊來看，這位患者除了憂鬱的症狀之外，也發展出了一些強迫行為，以及妄想的症狀，或許需要再跟他約一次門診，好好重新評估他的問題跟治療方向。對了，謝謝你協助我關懷家屬，除了給她支持之外，也獲得了很多重要的症狀資訊。」

蓋倫醫師說了一陣，突然轉過頭來看著我。

「幹得好，繼續加油！」

「好的！」我點點頭，感受到自己又多了一些動力，去面對這個充滿挑戰又撲朔迷離的實務現場。

rTMS反應不佳處理流程

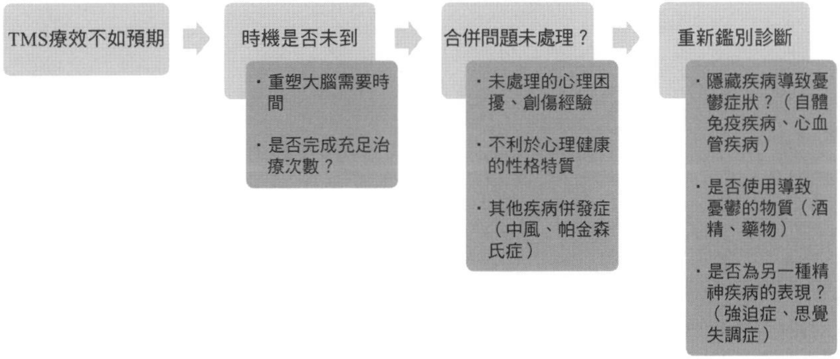
TMS療效不如預期
時機是否未到
・重塑大腦需要時間
・是否完成充足治療次數？
合併問題未處理？
・未處理的心理困擾、創傷經驗
・不利於心理健康的性格特質
・其他疾病併發症（中風、帕金森氏症）
重新鑑別診斷
・隱藏疾病導致憂鬱症狀？（自體免疫疾病、心血管疾病）
・是否使用導致憂鬱的物質（酒精、藥物）
・是否為另一種精神疾病的表現？（強迫症、思覺失調症）

第十四章 憂鬱症的復發與預防

「我原本以為我好多了，但一看到婆婆出現就……」

蓋倫醫師的診療室裡，一位四十來歲的女子掩面哭泣著。

「我已經花了那麼多錢來打TMS，這下子，全部的治療又白費了，我的生活又毀了……TMS是不是沒有用？我每次只要想到回家面對婆婆，心情又變得低落，是不是憂鬱症又要復發了？是不是又要回到以前那種黑暗的日子？」

女子的哭聲開始變大，眼淚不斷落下，暈開了眼影，也哭花了整個妝容。

「我當初也試了很多方式都沒有效，才來你們這裡打TMS，現在我該怎麼辦？這樣我是不是沒救了……」

她叫小蘭，高挑的身材配著一副鵝蛋臉，每次出現在診所時，都畫著粉紅色的眼影，身穿黑色的短裙與米色長靴。她是空姐出身，舉止和談吐都十分優雅，也總是掛著淺淺的微笑，治療時，也時常在空檔聆聽線上課程，涉獵範圍從成功學、心靈成長，到經濟學都有，是一位充滿幹勁的女子。

唯有在提到婆婆與丈夫時，她淡淡的笑容就會瞬間凝結，變得冰冷。

五年前，她與熱戀的男友步入婚姻，一切都很美滿，也不急著生小孩，打算享受一下兩人世界。

直到三年前，婆婆患上了失智症，本著一份孝心，住在家中的小蘭夫妻，主動承接了照顧的重擔，夫妻倆商量過後，小蘭辭掉工作，全心在家照護婆婆。

無奈失智的婆婆在家裡，沒有一天不對小蘭擺臉色，一開始，小蘭還能夠很有耐性應對，但後來只要稍微回嘴，婆婆就會去向左鄰右舍，或是其他親戚們哭訴小蘭虐待她，搞得小蘭也不知該如何是好。此時，丈夫的兄弟們一方面不太常回家，一方面又聽了媽媽的諸多抱怨，因而對小蘭夫妻指指點點。

最讓她心寒的，莫過於丈夫在聽到親戚的閒言閒語之後，回過頭來斥責她態度差勁，讓自己在親戚面前丟臉。

小蘭遭受了巨大壓力，情緒失控，與丈夫大吵一架之後搬回娘家，整天以淚洗面，之後在朋友的介紹下，求助身心科門診，也開始TMS的療程。隨著TMS治療的進行，以及暫時與夫家的隔離，小蘭的憂鬱症逐漸好轉，不管是睡眠、焦慮，以及心情十分低落的症狀都有顯著的改善，也不再無緣無故掉淚，只是爾會有專注度下降的情形。醫師們認為小蘭已經慢慢痊癒，也讓她在第二十四次的TMS治療結束後，先休息一陣子觀察看看。

只是好景不常，小蘭返回婆家後，婆婆與其他親戚對她的敵意並沒有減少。面對壓力情境的再現，小蘭又再一次崩潰，同時也對自己這段時間的治療產生了巨大的懷疑。

「蓋倫醫師，現在該怎麼辦？我現在只要心情一不好，就會回想起過去那段很痛苦的日子，我真的好害怕又會掉下去……」

診療室裡，小蘭驚慌地哭著。

「小蘭，我們先暫停一下下，跟著我深呼吸……」

蓋倫醫師溫和地安撫著小蘭。

「很多人在心情掉下去時，都會很擔心是不是復發，因而產生很多恐懼，這是很多憂鬱症患者會有的狀況，先跟著我持續感受一下現在的呼吸……

其實妳的狀況的確有比之前好，但是要預防憂鬱症再度復發，我們還需要繼續努力一下。」蓋倫醫師溫和地看著小蘭。

「診所這邊有提供一些維持治療的選項，基本上，除了TMS跟吃藥，也需要搭配其他選項，以鞏固療效，我來跟妳介紹一下，好嗎？」

「嗯！」閉起眼睛感受呼吸的小蘭，雖然還流著淚，但慢慢平靜了下來。

憂鬱症再次席捲而來

振芝心身醫學診所　洪敬倫醫師

憂鬱症易復發，維持治療不可少

研究顯示，超過半數的憂鬱症患者會復發，經歷兩次憂鬱症發作的病人，再度復發的機率高達七十～八十％。此外，有殘餘症狀的患者，復發機率更高。因此，維持期治療絕不可少。若患者自己完成二十次以上rTMS療程，病情也得到相當程度的改善，下一步應該怎麼做呢？

藥物治療是預防復發的常見方法

若患者對抗鬱劑的反應不錯，副作用也不大，醫師通常會建議患者在鬱症康復後，持續服用藥物六至十二個月。針對多次復發的患者，或許必須考慮長期用藥。根據知名醫學期刊《刺絡針》一篇納入了四千餘位患者的整合分析指出，持續用藥可將憂鬱症的復發率減少七成，從四十一％降至十八％，且效果至少能持續一年，至多可能三年。然而，接受rTMS治療的患者原本對藥物反應就不好，因此治療時仍會合併使用藥物，在病情改善後可逐漸減量，部分患者甚至有機會停藥。

二十％患者需接受維持期rTMS治療

綜合臨床研究與臺灣的臨床觀察顯示，八十％的患者完成二十次以上rTMS治療後，可維持六至十二個月以上的穩定狀態，且在治療終止後的一至二個月，病情仍會持續改善，憂鬱症亦可康復。大多數患者仍須合併用藥，但多半可減量。然而，約有二十％患者建議接受rTMS維持治療，包括仍有殘餘症狀（例如持續失眠、情緒波動大、專注力差），打算逐步停藥，以及希望維持rTMS所帶來積極性提升，能充分享受生活，以及執行高度專業工作時巔峰表現（peak performance）的患者。

ｒＴＭＳ維持治療會怎麼進行呢？一般而言，醫師會逐步減少每週刺激次數，例如每週改為兩次，兩個月後再減為每週一次，之後可能兩週一次，甚至一個月一次。維持治療通常會進行六個月左右。有些人會好奇大腦是否會對ｒＴＭＳ產生依賴呢？其實維持性ｒＴＭＳ就像營養品或運動，可視為大腦保健的一種方式，就像高血壓患者需要利用飲食控制與運動來穩定血壓，提升血管壁的健康。至於是否可長期施打ｒＴＭＳ作為預防憂鬱症復發的方式，則有賴更多實證研究解答。

心理治療——憂鬱維持期治療的最佳選項

心理治療是大部分患者維持期治療的第一選擇。由於憂鬱症復發常與壓力事件相關，隨之啟動的性格特質與因應方式，是導致情緒再度惡化的根源。心理師在此扮演生活教練的角色，引導患者提升對慣性思考的覺察，並發展有利於心理健康的想法與做法，也就是讓自己產生根本改變，提升自我價值。認知行為治療（cognitive-behavioral therapy, ＣＢＴ）可協助患者檢視與憂鬱症狀相關的負向思考與無效行為，是實證資料最豐富的心理治療。過往研究顯示，使用認知行為治療進行維持治療可有效降低憂鬱症復發機率。

有趣的是，國內外研究已開始測試ｒＴＭＳ與心理治療應如何搭配，包括在施打ｒＴＭＳ產生大腦活性改變的當下，進行同步心理治療，或是在ｒＴＭＳ治療前後進行。由於ｒＴＭＳ會提升大腦的神經可塑性，甚至可能因此提升心理治療的成效。

正念認知治療可預防復發

正念認知治療（mindfulness-based cognitive therapy，ＭＢＣＴ）是近十年來最具實證基礎的憂鬱症復發預防方法。正念是一種完全沉浸於當下的體驗，藉由呼吸與身體覺察來穩定自己，擺脫負面思考的漩渦，從而穩定情緒，也能降低大腦杏仁核的反應性，提升前額葉調節情緒的功能。正念認知治療採課程方式進行，每堂課二．五小時，每週一次，共八週，另含一日正念體驗。老師會教導成員各種正念練習，包括靜坐與伸展等，也鼓勵學員在日常生活中落實正念，包括正念進食、正念行走等，學員回家後必須規律練習。二〇一九年，一項大型整合分析研究顯示，在大約六十週的觀察期內，正念認知治療可降低憂鬱症的復發機率約三成，與藥物效果相當。正念認知治療的效果與學員練習的規律性密切相關。每週練習三次以上的成員，維持康復的機會是不足三次成員的兩倍。

大腦保健選擇多，憂鬱症維持治療邁向新頁

除了上述有實證研究支持的治療，還有不少大腦保健方法供患者選擇。營養補充方面，包括地中海飲食、魚油中所含一種omega-3不飽和脂肪酸（EPA），以及維生素D、鈣等。此外，運動是維護大腦健康的好習慣，維持豐富的生活與有意義的人際關係，對憂鬱症患者也很有幫助。

「小蘭，妳已經慢慢進入了憂鬱症的維持期，情緒已經恢復了正常，只是偶爾還會有一些殘餘下來的專注力不集中症狀，針對現在的問題，建議妳進行心理治療，好好跟心理師談談家庭中的關係及如何與先生溝通，以在這個家裡獲得更多支持。另外，也推薦妳來上我們診所的正念治療課程，好好練習調適壓力、自我照顧的方式。」

看著小蘭恢復了平靜，到櫃檯登記正念課程以及預約諮商的身影，我一方面感受到憂鬱症康復之路的漫長，另一方面也領會到，不同治療之間的整合，才能提供人們更全面的幫助。

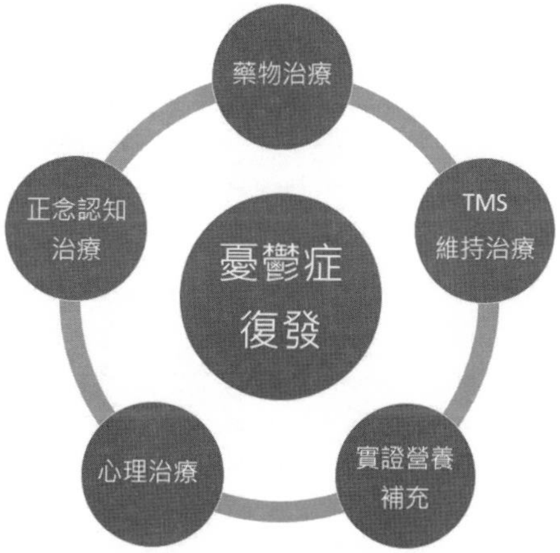

憂鬱症復發預防手段表

參考文獻

1 Geddes JR et al. Relapse prevention with antidepressant drug treatment in depressive disorders: a systematic review. Lancet. 2003 Feb 22;361 (9358):653-61.

2 Rachid F. Maintenance repetitive transcranial magnetic stimulation (rTMS) for relapse prevention in with depression: A review. Psychiatry Research 262 (2018) 363–372

3 Donse L et al. Simultaneous rTMS and psychotherapy in major depressive disorder: Clinical outcomes and predictors from a large naturalistic study. Brain Stimul. 2018;11(2):337-345.

4 Kuyken W. Efficacy of Mindfulness-Based Cognitive Therapy in Prevention of Depressive Relapse: An Individual Patient Data Meta-analysis From Randomized Trials. JAMA Psychiatry. 2019; 73(6): 565–574

第十五章　TMS不只能治療憂鬱症

「陳先生，心情有沒有改善一些呢？」診療室裡，蓋倫醫師親切的問著。

陳老先生鬢髮斑白，他坐在椅子上，恍若未聞，一旁的兒子見狀，大聲地在他耳朵旁邊問著：「爸！醫生問你心情有沒有比較好啦！」

老先生用微弱的聲音說話，兒子將耳朵湊過去聽了一陣，轉過來向醫師說：「我爸說他心情有好一些，不會那麼煩躁，但半夜還是會自己醒來……」

蓋倫醫師點點頭，接著轉向陳老先生，提高了音量說道：「陳先生，我現在測試一下你的活動，你手等下不要用力！」

接著，他抬起了老先生的手，先轉動一下肩關節，然後抬起手肘轉了一圈，接著又抬起手掌，在手腕的地方活動了一下，再放下老先生的手。

蓋倫醫師看著陳老先生以及兒子，笑笑地說道：「肌肉活動的狀況看起來也改善很多呢！」

「我太太跟媽媽都有看到，爸的活動改善很多，心情也比較開朗一些。這個老問題真的卡了好久，現在有好轉一些，真的太好了！」兒子在一旁點著頭。

「你們說TMS只能打憂鬱症，那強迫症能不能打？」

「我聽說別家醫院有在打中風後的復健，你們這邊有在打嗎？」

「我兒子有纖維肌痛症，每天都很不舒服，TMS有幫助嗎？」

豔陽高照的下午，診所櫃台忙得不可開交，許多民眾來求診，除了想詢問門診、藥物的事項之外，也接到了許多電話，想知道自己或家人的症狀能否獲得TMS的幫助。

我進入TMS的見習也有四個多月，在這個過程當中，認識到TMS的原理、副作用，以及不同治療之間的彼此配合。但在許多臨床見習經驗當中，才知道憂鬱症的問題往往合併其他症狀，例如強迫行為、焦慮症狀，也有一些是患有帕金森氏症的長者。雖然每個人治療的時間不等，但他們的症狀好像都在TMS治療當中，不知不覺獲得了改善。因此，我也越來越好奇，TMS在其他疾病中的應用潛力為何。

員工休息室裡，我正用筆電打著治療紀錄，看見蓋倫醫師剛推門進來。

「蓋倫醫師，有人說TMS可以用來改善中風後肢體障礙的病症，這是真的嗎？除了治療憂鬱症以外，包含強迫症、焦慮症，甚至是纖維肌痛症，TMS都能治療嗎？」我好奇地問著。

「這個問題很好。」蓋倫醫師放下了包包，看了一下手錶。

「解釋起來可能要花一點時間，剛好我們有一位新進醫師，她對這方面的議題有些研究，你要不要一起來討論？」

我點點頭，跟著蓋倫醫師來到候診區，看見一位女士站在窗台邊朝我們微笑，於是便向她點頭致意了一下。

「她是簡醫師，對TMS的治療有深入的研究，之後也會在我們的診所開診，剛好我們要來討論一下TMS在其他疾病的應用潛力，一起進來吧！」

蓋倫醫師示意我們進入他的辦公室，簡醫師與我都跟在後面。我端詳了一下簡醫師，她戴著眼鏡，看來有種精明的氣息。

進入辦公室後，蓋倫醫師問道：「彼得，你還記得rTMS在臺灣的醫療適應症有哪些嗎？」

「基本上臺灣衛福利部食品藥物管理署通過的適應症只有藥物難治型重度憂鬱症（Treatment-Resistant Depression，ＴＲＤ），及對抗憂鬱藥物耐受性不佳的憂鬱症，美國ＦＤＡ也通過可用於治療強迫症。」

簡醫師馬上接著說：「是的，其實ＴＭＳ除了治療憂鬱症，也有很多其他的應用潛力。另一方面，臺灣目前核准的治療病症是憂鬱症，因此我們身心科還是需要確認患者有符合憂鬱症的診斷再進行施打，這樣才是合格的做法喔！」

蓋倫醫師接著說：「簡醫師還是一樣反應迅速啊！那麼剛好妳也整理了一些其他病症的治療經驗，要不要直接跟我們分享一下呢？」

「好的，兩位好，抱歉剛剛太快插話了，我是新進的簡婉曦醫師。針對這些病症，我可以先分享一些國內外累積的ＴＭＳ治療研究經驗。」

簡醫師拿出了一份資料放在桌上，開始飛速講了起來。

ｒＴＭＳ的其他疾病應用

振芝心身醫學診所　簡婉曦醫師

強迫症

ｒＴＭＳ除了可以用來治療重度憂鬱症與躁鬱症鬱期，也可以用來改善強迫症的症狀嚴重度。臨床上，不管是淺層或是深部的ｒＴＭＳ，對於強迫症的嚴重程度都有部分改善效果。

文獻顯示，兩人之中即有一人可以有改善效果。要特別注意的是，強迫症的生理成因很高，絕大部分病患仍須合併藥物治療，並不像憂鬱症個案，能夠只靠ｒＴＭＳ即有治療效果。臨床上，我們觀察到強迫症患者對ｒＴＭＳ的療效期待較重度憂鬱者高，這也造成治療後的整體滿意度偏低。

焦慮症

對廣泛性焦慮症（GAD）患者來說，rTMS能夠幫助減緩焦慮煩躁感、增加自我情緒調節能力與改善睡眠品質，改善臨床上病患的生活品質。至於創傷後壓力症候群的患者，rTMS除了可以透過高頻刺激左腦改善憂鬱的情緒，也能夠透過刺激右腦來減少恐懼記憶的重現或情緒反應。

臨床上，有許多焦慮的患者習慣使用鎮定劑來快速壓制焦慮，甚至出現長期自行追加藥物劑量導致鎮定劑成癮。rTMS不受藥物生理依賴性影響，可以減緩病患的焦慮煩躁感，減少鎮定劑或安眠藥的使用劑量。唯一要注意的是，rTMS的治療必須在病患尚未養成鎮定劑或安眠藥成癮之前，因為服用高劑量鎮定劑或安眠藥，會減損rTMS治療焦慮與失眠的效果。

認知功能障礙

根據二〇一九年的研究顯示，在認知功能方面，左右雙側的ｒＴＭＳ刺激治療都可以改善輕微認知功能缺損患者的情節記憶能力及阿茲海默症患者的情節記憶與資訊處理速度。對於中度到重度的阿茲海默症患者而言，ｒＴＭＳ可以改善動作命名或物件命名功能。

要注意的是，ｒＴＭＳ並不是一個回春治療，它無法完全逆轉頭腦老化的過程或認知功能障礙的發生，和藥物一樣，ｒＴＭＳ只能盡可能減緩認知功能障礙的惡化速率，將個案的臨床自我照顧或認知功能維持在一個相對穩定的狀態。

其他精神疾患

除了以上常見的疾病，國外精神科已開始研究使用ｒＴＭＳ來治療或改善暴食症的暴食與催吐頻率、減少菸癮與尼古丁依賴、減少自閉症族群的社交情境焦慮、改善思覺失調症的聽幻覺與負性症狀。不過，這些研究仍處於早期探勘與小量樣本研究階段，在臨床上的治療效果仍需更大規模的研究與追蹤。

疼痛

關於疼痛，rTMS可以減少纖維肌痛症或神經疼痛約三十~五十%的強度，增加纖維肌痛症患者的生活品質，同時改善疼痛患者的憂鬱情緒。事實上，國外學者使用rTMS來治療肢體缺損造成的幻肢疼痛時，改善程度也大約在三十%。

從結果論來看，rTMS治療似乎本身就有某種止痛效果。雖然實際的生理運作機轉尚未完全明曉，但實驗發現，不管是針對正常受試者或是急性術後疼痛的患者，PMC/DLPFC的高頻磁刺激，都可以改變頭腦對疼痛的認知功能，減少受治療者的疼痛感覺。

回歸到臨床實務上，我們的確在個案上觀察到rTMS的止痛效果，但這種止痛效果只能夠減少疼痛強度及減少止痛藥的服用頻率，雖然無法完全消除疼痛，但可以大幅改善疼痛患者的生活品質。

巴金森氏症

在神經科，巴金森氏症是第二常見的神經退化性疾病。巴金森氏症患者除了基本的動作障礙，也常見合併出現精神症狀（憂鬱、焦慮、妄想、幻覺、失眠）、認知功能減損、自主神經系統障礙、腸胃道症狀。

針對動作障礙，rTMS可以改善肢體僵硬、起步困難或是動作緩慢。針對巴金森氏症患者合併的難治型憂鬱，高頻刺激DLPFC可以改善其憂鬱症狀。

巴金森氏症的嚴重認知障礙包括思考遲鈍、記憶提取障礙。針對DLPFC的rTMS高頻刺激，可以改善巴金森氏症患者受損的執行功能障礙，但對於記憶障礙、注意力障礙、語言能力改善的效果未達顯著意義。

中風後復健

至於前面談到的中風後肢體障礙，rTMS主要是應用在中風急性期過後的物理治療。rTMS透過提早三十～六十分鐘的低頻刺激壓制健側動作腦區、高頻刺激活化患側動作腦區，可以增進復健治療的效果。

要注意的是，rTMS不是神奇的魔法，它只是透過調節頭腦左右兩側動作腦區的運作，上對下間接改變周邊神經的訊號與肌肉攣縮。長期rTMS腦部復健下，患者功能的恢復程度仍需視個案的受損範圍與臨床反應而定。

「謝謝簡醫師，報告得很詳細。」蓋倫醫師笑著。

「彼得，你有什麼想法嗎？」

「聽起來除了單純的憂鬱症治療之外，有些病人的主訴可能也不是憂鬱的表現，而是有其他比較困擾的症狀。或許如果有這些比較特殊的刺激模式，也可以因應病人的需求，即時做一些調整，改善了他們主訴症狀之後，或許憂鬱的情形也會改善很多。」我沉思著，也看到簡醫師點了點頭。

「沒錯！看來你這段時間的見習，有慢慢了解到治療的思維。」

「簡醫師這些資訊也有很多的應用潛力，幫助我們面對一些比較特殊的情形，如果傳統的刺激方式都沒效，或許這些方式都可以成為我們的選項！」

「針對這些不同疾病的治療，我來報告國外最新的刺激方式……」簡醫師又從包包裡拿出另一份論文，開始繼續講述。

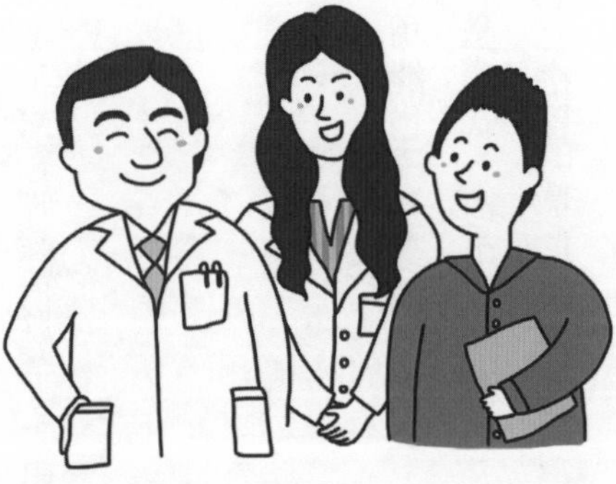

第十六章　還有別的腦刺激技術嗎？

五月氣溫開始變高，伴隨著偶爾下得過多的雨，多了幾分捉摸不定的氣息。這段日子裡，看了各式各樣的人在門診、TMS、諮商會談之間的樣貌，我深深感受人的狀態流動，也如同這瞬息萬變的天氣一般，早上是晴朗的艷陽天，下午馬上就陰雨綿綿。

這個週四午後，診間的人稍微少了一些，多了幾分清幽。

「吳先生好，您兩週前已經結束了二十四次的治療，目前覺得憂鬱跟焦慮的改善狀況如何呢？」蓋倫醫師親切地問到。

「我覺得比較不會像先前那麼容易緊張，心情比較好一點，也比較有動力去處理公司的事情……只是身體多處疼痛仍然嚴重，有時候也不容易入睡。」眼前這個西裝筆挺的吳先生放下了手機，開始認真地說著。

「那麼疼痛的狀況是怎麼樣呢？」

「就是頭部，肩頸，腰部沒有過度活動，也沒有受傷卻常莫名疼痛。不過我發現，痛感強度好像跟壓力與情緒有關。壓力特別大的日子，情緒緊繃焦慮，疼痛就會加劇。」

「睡眠狀況如何呢？是不容易入睡，還是中間容易醒來？」

蓋倫醫師專注地盯著吳先生。

「入睡是沒什麼問題，我也會聽一些比較放鬆的音樂幫自己進入睡眠，但很容易睡三、四個小時就醒來，之後就不太容易再睡回去。但這個時候就很困擾，半夜的時候，我也沒什麼東西可以幫我解決這個困擾，又不想要一直依賴安眠藥。」

「依照先前治療完成的評估，您還需要後續的維持治療。」

蓋倫醫師點開了吳先生的治療紀錄。

「除了持續吃藥，或許也可以接受維持期一週一次的TMS治療。」

「這個選項是不錯啦，可是……」

吳先生打開了手機，上面的行事曆五彩繽紛。

「我之後會被外派出國一陣子，可能就沒辦法每週都來這裡了。」

「的確，你會需要某種居家可以使用的治療方式……那我們來試試看CES吧！」蓋倫醫師手扶著下巴看著吳先生，一邊緩慢地點頭。

「那是什麼？」吳先生與我都露出了困惑的眼神。

「彼得，我的休息室桌上有個綠色的盒子，麻煩你拿來給吳先生試用。」

五分鐘後，蓋倫醫師的桌子上多了一個盒子。

只見蓋倫醫師把盒子打開，一邊組裝，一邊解說著。

「這台CES的全名是微電流刺激（Cranial Electrical Stimulation），會對頭部施加微弱的電流，達到重整大腦迴路的作用，在臺灣的適應症是疼痛。以您的狀況而言，與疼痛相關的焦慮、憂鬱與失眠或許都有幫助。這個CES可以居家使用，體積大概跟手機大小差不多，基本上是利用耳夾將電流傳遞至腦部來進行治療。先把耳夾上的棉片塗上導電溶液，然後夾在耳垂的位置，接著接通耳夾線跟主機。」

蓋倫醫師熟練地操作著主機，調整著電流強度。

「現在有感覺嗎？」

「有，耳垂好像有種微微震動的感覺，而且有點昏昏的。」

「這就是適合你的強度，我們先試用二十分鐘，觀察一下狀況，如果沒問題，就可以帶一台回去，一天至少使用六十分鐘，每天穩定累積電流的刺激量。」

「所以除了TMS之外，還有其他非侵入性的腦刺激治療可以參考嗎？」

次日下午，TMS小組與張勳安醫師視訊時討論到了吳先生的狀況，之後就開始聊起了現行新的腦刺激治療趨勢。

「張醫師，CES為什麼能夠治療疼痛？而且對伴隨的失眠、焦慮跟憂鬱也有幫助呢？」我看著眼前的機器盒問著。

「基本上，根據研究顯示，使用CES能顯著增強腦部放鬆狀態會產生的α波，也降低大腦疲勞狀態會有的δ波功率，讓大腦回歸到比較正常的狀態。」

螢幕上，張醫師正在解說著。

「同時，也能使大腦分泌增進認知的乙醯膽鹼，幫助意識清楚，提高神經元資訊傳導速度，改善大腦功能。除了CES之外，目前也有其他的腦刺激治療問世，剛好趁這個機會，我來跟大家做一個簡單的分享吧！」

張醫師打開了投影片，開始準備分享。

新興腦刺激術

三軍總醫院精神醫學部　張勳安醫師

當代對於單極性及雙極性憂鬱症，藥物是主流常規治療。常規治療反應不好時，非侵入性腦刺激術是目前輔助治療新趨勢，例如臺灣兩年前核准用於治療難治型憂鬱症的磁術（rTMS）。這邊將介紹其他新興的非侵入性腦刺激術。

經顱直流電刺激術

經顱直流電刺激術（transcranial direct current stimulation，簡稱tDCS）的治療原理是運用微弱的直流電（第二五一頁圖a，運用九伏特電壓的電池）穿過頭顱而達到腦部（第二五一頁圖b），電流的方向是固定的，強度是穩定不變動的（第二五一圖c）。已知tDCS會引發腦神經細胞靜止膜電位的改變，達到促進陽極貼片下方腦部神經元活性增加，或陰極貼片下方腦部神經元活性減弱的作用[*1]。

tDCS治療憂鬱症的原理是基於憂鬱症患者左、右腦背外側前額葉兩側活性不平衡的生物學證據，也就是左側前額葉活性相對降低，右側前額葉活性相對升高[*2]。tDCS的陽極置於左側前額葉，陰極置於右側前額葉有助恢復左、右腦前額葉之間的平衡（第二五二圖）。

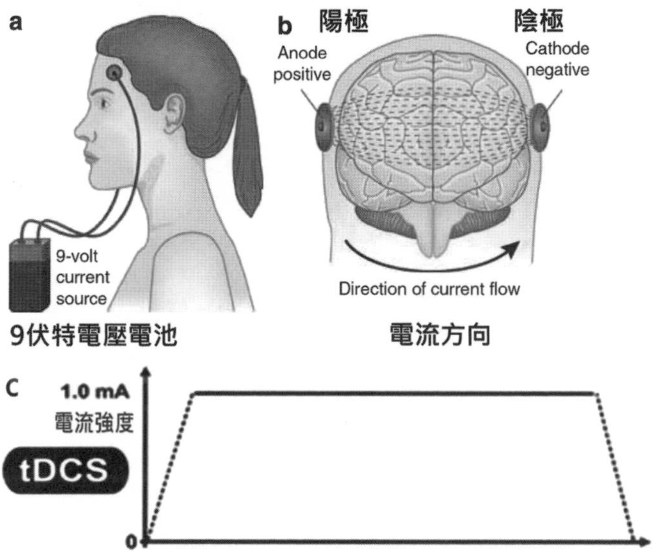

tDCS治療原理示意圖

tDCS陽極置於左側前額葉，陰極置於右側前額葉，模擬電流強度分布（第二五三頁圖A／B分別代表2D／3D電場強度）顯示刺激影響的確覆蓋前額葉的位置。證據顯示tDCS可透過改變前額葉及憂鬱症神經網路中其他腦區的皮質激發性、代謝活性以及神經可塑性來產生抗憂鬱效果[3.4]。大量文獻都支持目前tDCS治療憂鬱症的典型刺激參數（二毫安培強度，電極大小介於二五～三五平方公分，刺激二十～三十分鐘）的安全性及耐受性[5]，其輕微副作用包括在電極下方頭皮搔癢感、輕微刺痛感，疲憊，輕微頭痛，噁心感[6]。

在臺灣，tDCS仍在臨床試驗階段，尚未核准治療憂鬱症，但許多國家在近十多年來完成

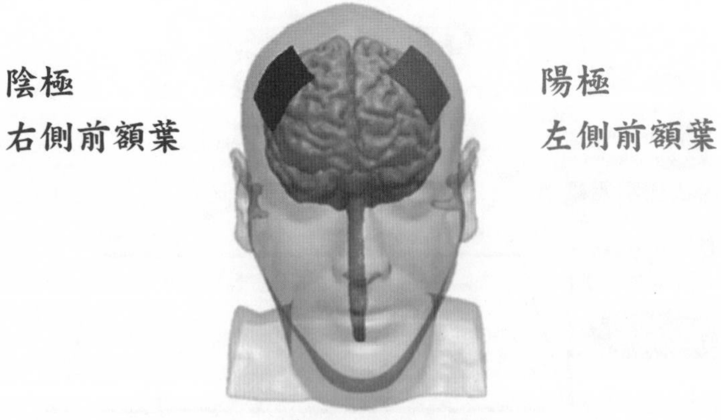

tDSC電極貼片位置圖

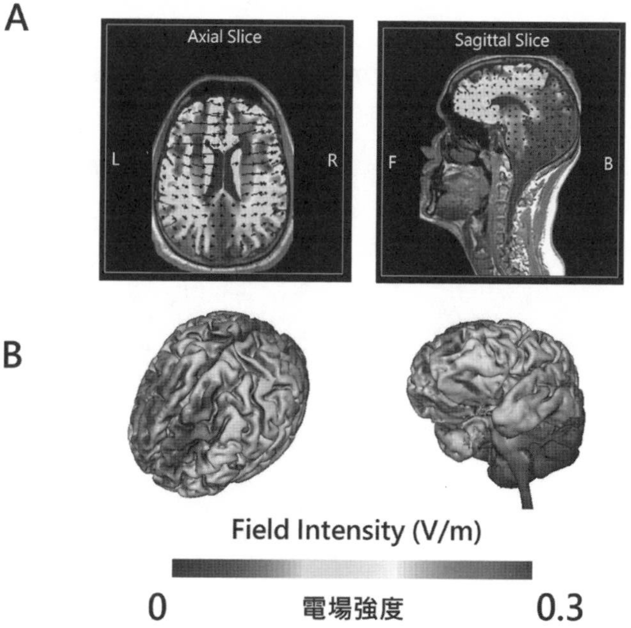

tDSC電流強度分布圖

tDCS用於治療單極性憂鬱症的臨床試驗，結果相當令人振奮。

tDCS單獨使用的**抗憂鬱效果接近常用的血清素回收抑制劑抗憂鬱藥物，若與抗憂鬱藥物併用（輔助治療憂鬱症），能提升正在服用的抗憂鬱藥物抗憂鬱效果**[*7]。累積迄今的醫學文獻指出，**適合tDCS的族群為未達難治型的憂鬱症患者**，而tDCS在難治型憂鬱症患者的療效尚未得到足夠證據支持[*6]。另外，最近的臨床試驗顯示，對於經過一種以上適當藥物治療後仍然反應不好的雙極性憂鬱症急性發作的患者，tDCS輔助治療能有效改善憂鬱症狀[*8]。舉一個在國內完成開放標籤tDCS輔助治療的臨床試驗為例，對象為經過一種以上適當藥物治療後仍然反應不好的單極性（五十八位）及雙極性憂鬱症（二十二位）患者，一週治療五天，強度為兩毫安培（mA），每次二十分鐘，共計進行十次tDCS，結果顯示，憂鬱症狀皆有明顯進步（下圖），療效在刺激完成後可以持續至少一個月。

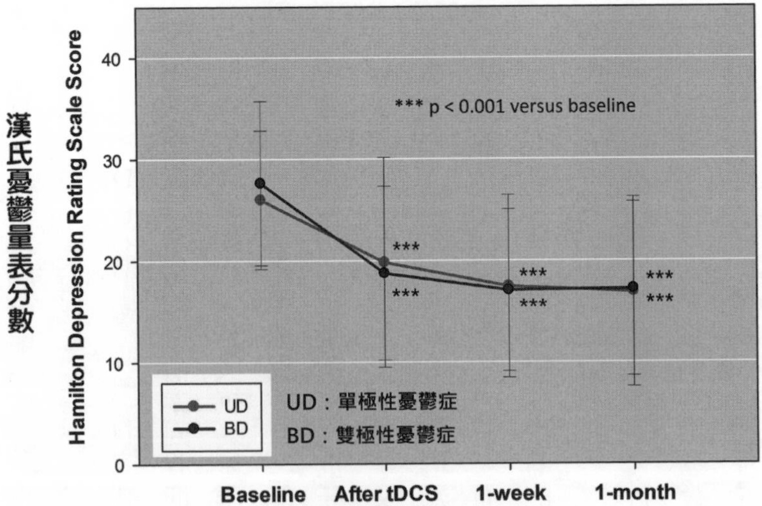

tDSC對憂鬱症療效研究圖

經顱交流電刺激術

經顱交流電刺激術（transcranial alternating current stimulation, tACS）的電流方向因為陽極陰極的互換而一八〇度轉變，電流大小及方向可以用正弦波的形式呈現，電流方向每半個刺激波形會互換一次（下圖），陽極陰極互換的頻率可個別化設定在〇·五～六四〇赫茲的範圍。目前已知tACS能干預腦部內在振盪活性，可以強化腦部內在振盪活動的振幅（腦波增強）[*9]，也可以使得腦部內在振盪頻率向刺激頻率靠近（腦波頻率同步化）[*10]。**tACS是一種耐受良好、安全性高的神經調節技術**，潛在的副作用包括在電極下方部位出現輕微且可以忍受的皮膚刺痛、顫動或緊壓感，以

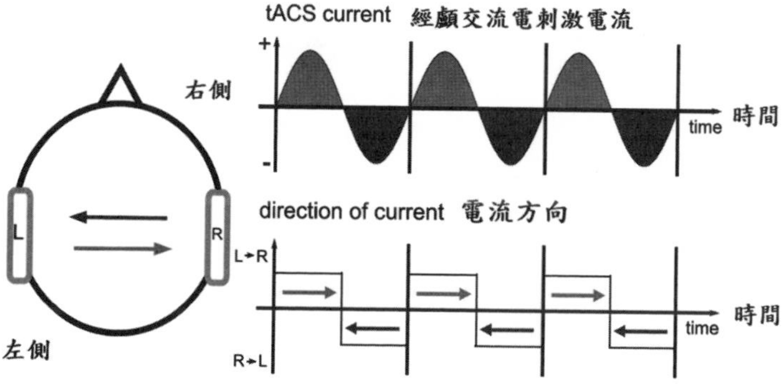

tACS電流大小與方向示意圖

及由於干擾視網膜神經細胞而出現的短暫光幻視現象（phosphenes）[*11]。

最近發表的一篇雙盲隨機對照臨床試驗中，實驗假設為：有鑑於前額葉alpha（八～十二赫茲）頻率腦波左右不對稱性是憂鬱症的可能病因，如果利用十赫茲tACS將雙側前額葉的alpha腦波同步化（下圖），減少alpha頻率腦波左右不對稱性，應有潛力能改善憂鬱症。

研究團隊將tACS刺激頻率設為十赫茲，一毫安培強度，每次四十分鐘，一週治療五天，共計治療五次。結果顯示，十赫茲tACS比起安慰劑或者四十赫茲tACS對照組，的確能改

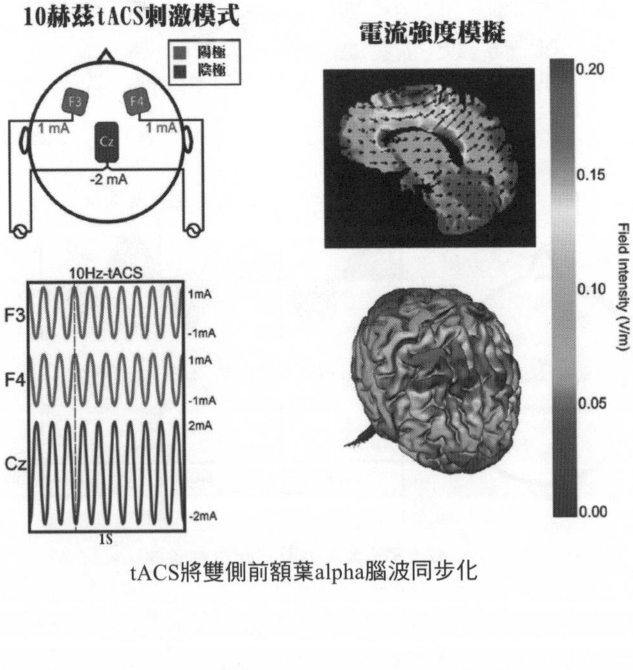

tACS將雙側前額葉alpha腦波同步化

善憂鬱症（下圖），療效在刺激完成兩週後逐漸減退。

經顱脈衝電流刺激術

相較於tDCS、tACS電流輸入是連續不中斷的，經顱脈衝電流刺激術（transcranial pulsed current stimulation, tPCS）的電流輸入是以脈衝的形式（電流會有中斷不連續，中間有間隔）。tPCS可個別化設定每次脈衝持續的時間、脈衝間隔、頻率以及電流方向。

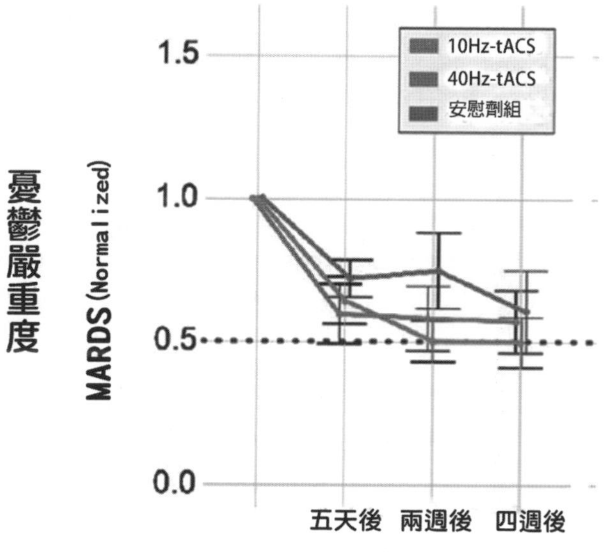

tACS療效研究比較圖

雙向tPCS的電流方向會因為陽極陰極的互換而一八〇度轉變，電流隨時間變化的形式類似tACS（下圖），雙向tPCS對大腦的作用也類似tACS，能干預腦部內在振盪活性。

雙向tPCS早在一九八〇年代的美國就已核准用於治療憂鬱症、焦慮症及失眠症，當時的療法名稱是「微電流刺激療法」（CES，第二五九頁圖）。此療法安全性高，副作用極少，持續使用迄今，在精神醫學尚屬於輔助或替代醫療的治療領域（詳見CES療法學術研究網）。近年來，在英國盛行使用，彌補其傳統健保制度下精神醫療照護的不足之處，而在臺灣，目前是核准治療疼痛合併的憂鬱、焦慮及失眠症。

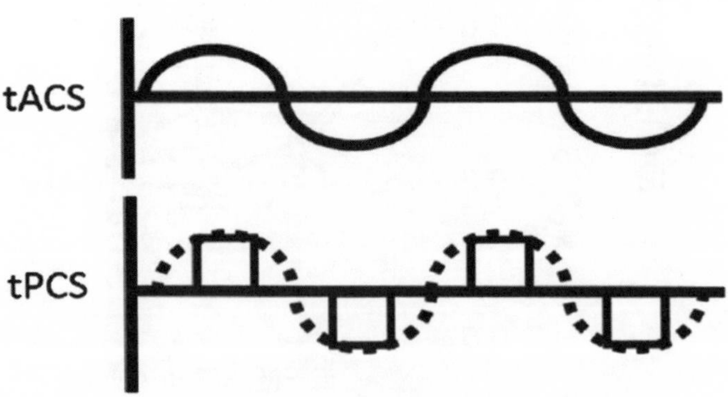

tPCS與tACS電流變化形式對照圖

單向tPCS的電流方向是固定從陽極流到陰極，但會有中斷不連續，中間有間隔時間，電流隨時間變化的形式類似tDCS（第二六〇圖）。從二〇一四年起，新興的醫學研究開始投入這個新的刺激模式，目前已知單向tPCS對大腦的作用類似tACS，能干預腦部內在振盪活性。另外，它比起tDCS，激活大腦皮質神經元的作用更佳，已經應用於改善認知功能及神經復健領域的臨床研究，不久，將會有潛力用於治療憂鬱症。

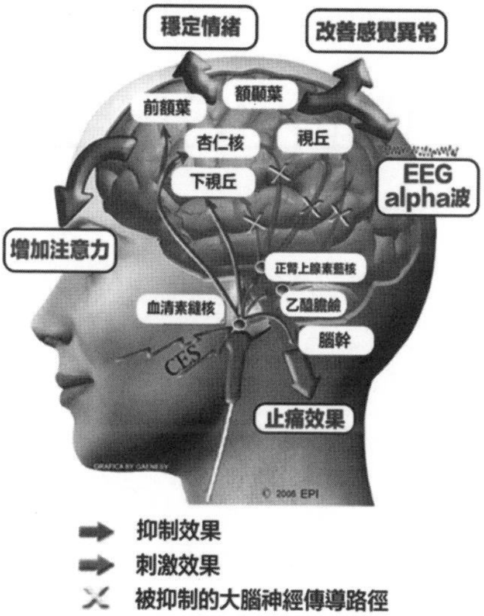

CES作用途徑和療效示意圖
出處：CES療法學術研究網

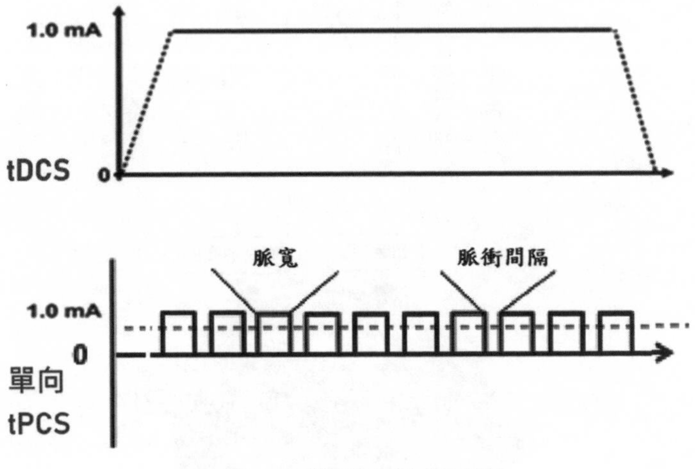

tPCS與tDCS電流變化形式比較圖

「感覺上，跟前面腦科學的知識有所呼應。憂鬱症的現象，似乎跟左右半腦的腦波不對稱有關，因此不管是TMS的治療，或是這些腦刺激的治療，好像都有類似的治療機轉。」

聽完了張醫師的分享，我一面把玩著手上這台CES，將它組裝好後夾在耳朵上，一面喃喃自語著。

「而且，張醫師介紹的這幾種治療方式，好像比起TMS的治療都方便很多，民眾都可以把這些機台直接帶回家，大大提供了治療的便利性！」

張醫師聽到了我說的話，馬上回應道：「沒錯，便利性的確是他們的強項。但目前累積的研究文獻支持，還是沒有TMS多，而且TMS能夠提供的刺激強度與模式，還是優於這些腦刺激的方式，因此兩種治療要如何搭配，也有賴於大家繼續嘗試！」

這次的會議裡，我深深感受到，這是一個嶄新的發展領域，期待這種技術持續進步，以造福越來越多的人。

參考文獻

1 Nitsche, M.A., et al. Pharmacological modulation of cortical excitability shifts induced by transcranial direct current stimulation in humans. J Physiol 553, 293-301 (2003).

2 Grimm, S., et al. Imbalance between left and right dorsolateral prefrontal cortex in major depression is linked to negative emotional judgment: an fMRI study in severe major depressive disorder. Biol Psychiatry 63, 369-376 (2008).

3 Yavari, F., Jamil, A., Mosayebi Samani, M., Vidor, L.P. & Nitsche, M.A. Basic and functional effects of transcranial Electrical Stimulation (tES）-An introduction. Neurosci Biobehav Rev 85, 81-92 (2018).

4 Kuo, M.F., Chen, P.S. & Nitsche, M.A. The application of tDCS for the treatment of psychiatric diseases. Int Rev Psychiatry 29, 146-167 (2017).

5 Bikson, M., et al. Safety of Transcranial Direct Current Stimulation: Evidence Based Update 2016. Brain Stimul 9, 641-661 (2016).

6 Mutz, J., Edgcumbe, D.R., Brunoni, A.R. & Fu, C.H.Y. Efficacy and acceptability of non-invasive

brain stimulation for the treatment of adult unipolar and bipolar depression: A systematic review and meta-analysis of randomised sham-controlled trials. Neurosci Biobehav Rev 92, 291-303 (2018).
7 Moffa, A.H., et al. Efficacy and acceptability of transcranial direct current stimulation (tDCS) for major depressive disorder: An individual patient data meta-analysis. Prog Neuropsychopharmacol Biol Psychiatry 99, 109836 (2020).
8 Sampaio-Junior, B., et al. Efficacy and Safety of Transcranial Direct Current Stimulation as an Add-on Treatment for Bipolar Depression: A Randomized Clinical Trial. JAMA Psychiatry 75, 158-166 (2018).
9 Zaehle, T., Rach, S. & Herrmann, C.S. Transcranial alternating current stimulation enhances individual alpha activity in human EEG. PLoS One 5, e13766 (2010).
10 Alagapan, S., et al. Modulation of Cortical Oscillations by Low-Frequency Direct Cortical Stimulation Is State-Dependent. PLoS Biol 14, e1002424 (2016).
11 Raco, V., Bauer, R., Olenik, M., Brkic, D. & Gharabaghi, A. Neurosensory effects of transcranial alternating current stimulation. Brain Stimul 7, 823-831 (2014).
12 Jaberzadeh, S., Bastani, A., Zoghi, M., Morgan, P. & Fitzgerald, P.B. Anodal Transcranial Pulsed

Current Stimulation: The Effects of Pulse Duration on Corticospinal Excitability. PLoS One 10, e0131779 (2015).

第十七章　結語

六月，象徵著這一年的實習即將畫下尾聲。

在這個月當中，各項的實習業務漸漸收尾，我得跟諮商的個案道別、結案，也開始處理畢業離校手續，準備衝刺七月底的心理師國考。

然而，總會有人在這些急著向前的片刻提醒我該慢下來，好好回顧一下這些日子以來的成長。

深夜時分，家中的書房裡，燈火依舊通明著，一如每個為了期末報告與論文沉思的夜晚，我打開自己的札記，開始回憶起這一年來的所見所聞。

一年下來，有四百多個小時的時間，我坐在會談室裡，與案主面對面，碰觸著彼此內心的幽微，也陪伴他們慢慢行走在自己的人生中。

然而，案主許多的困難並沒有辦法單靠我一個人就能搞定，同時我也看到，要能夠進入心理治療式的細緻對話，除了案主的意願與治療師的調整以外，也包含了工作人員的關心與服務、醫師的評估與診斷，以及治療團隊彼此的溝通。

此外，面對複雜的身心問題，除了諮商理論，也需要加上腦科學、精神醫學的知識，才能對人有更多元寬廣的理解，不可能靠單一的學科就能完整解釋，也不可能靠一個人就能搞定案主的所有問題。

因此，我慶幸自己有比四百小時還要多的時間，能夠穿梭在診間、TMS室、櫃台以及課程教室裡，觀察藥物治療、腦刺激治療、正念治療等方式如何協助這些案主，同時在許多的討論當中，思索著不同的治療可以怎麼搭配合作。

在這段實習的日子裡，我看見了許多處在急性期，或是重度憂鬱的人們，靠著腦刺激治療逐步改善症狀，進而透過正念課程，學習預防復發與自我照顧的方式。

我也看見許多合併TMS、藥物治療的人們，可以在比較穩定的情緒下，透過心理治療，認識自己的壓力如何形成，也學習如何與他人溝通、互動。

每種治療都有它的長短處，沒有一種治療適合所有人，也沒有人永遠需要同一種治療，但這些又該怎麼整合呢？

寫到這裡，我的睡意逐漸襲來，只好闔上札記，轉身躺回床上，任睡意沉沉包覆住自己。

「彼得，這一年的實習，你有什麼感想呢？」

員工休息室裡，蓋倫醫師問道。

「我一直覺得很難有個固定的作法，不管是行政上的規劃，或是不同治療方式的配合，都有很多的變動，真的快忙死了！」

跟蓋倫醫師已經混熟了，我非常直白地講出心裡的感受。

「但說實在話，來這邊見習的這一年，我對一個人在憂鬱症不同階段的樣貌，以及進入治療的心路歷程有更多認識，而且隨著腦科學的演進，TMS的治療的確有越來越多的應用潛力。」

我的視線從筆電上移開，轉看向蓋倫醫師。

「但我也得知，在療效的背後，是來自完整的評估檢測、刺激模式的即時調整，以及因應個案在心理、生理上的不同需求，即時加入藥物、心理、營養、正念等不同的治療方式。這些事情，比起只進行單一治療，好像需要更多的心力去溝通。」

「你說的沒有錯，這是很真實的感覺！」

蓋倫醫師一貫從容地微笑。

「腦科學的進步的確是一日千里，但仍然有很多未知的領域等待被探索。」

「但也因為人的問題如此複雜，而且難以被化約為生理或心理，所以我們也致力於發展出整合的模式，希望來到這裡的人們，可以認識自己的大腦、身體與心理狀況，同時有多元的治療可以選擇。」

「這些東西，真的是學校不容易學到的事情。」我低頭回想著自己在諮商研究所三年來的學習，一面說道。

「真實世界總是有各種超乎想像的變化，而且這一年來的表現，我覺得你很有潛力適應這樣的變化。」

蓋倫醫師喝了一口飲料，轉頭看著我說：「敢不敢踏進真實世界？」

這句話，像極了《我們與惡的距離當中》，宋喬安邀請李大芝進入報社的場景，我瞬間愣著說不出話來。

「等你拿到心理師執照，或許我們可以一起合作喔！」

蓋倫醫師微笑著起身穿上醫師袍，準備去看診。

「哈哈，我先努力讀，等我考到再說！」

我內心有點忐忑，卻又有種振奮感，彷彿一個新世界的大門，正朝我敞開！

作者跋

向前有路，翻開憂鬱症治療的新頁

台灣臨床ＴＭＳ腦刺激學會理事長　洪敬倫

憂鬱症的患者，家屬與親友，常常被濃重的絕望感籠罩。診斷困難，症狀變化多端，缺乏檢測數據，藥物效果不佳，加上精神疾病的標籤化效應，讓就醫與治療之路充滿障礙。面對難治型憂鬱症，有時連醫療人員的熱忱都會被磨損，少數自殺成功的患者，更是對團隊士氣的嚴重打擊。面對憂鬱症，究竟還有沒有理由保持希望？

本書試圖帶給大家的，正是這樣一盞指路心燈。藉由忠實還原憂鬱症的臨床現場與治療歷程，讓大眾能身歷其境地體會患者與醫者是如何密切合作，走出一條曲折的康復之路。當代神經科學與腦刺激術的長足進展，將有機會將這漫長曲境「截彎取直」，而TMS經顱磁刺激術的啟動，恰是這股趨勢的開始。

二〇一八年TMS在臺灣進入臨床應用以來，越來越多的患者與醫療人員發現，原本藥物束手無策的症狀，接受TMS治療後竟在短期之內，即有顯著進步，隨之而來的喜悅與希望，撥雲見日的痛快，非言語可以形容。重度憂鬱改善之後，患者開始有腦力與動機接受心理治療，投入行為活化訓練，逐漸找回生命的脈動。當然，TMS絕非萬靈丹，在台灣的發展也才剛起步，這正是我們成立「台灣臨床TMS腦刺激學會」的用意，期待能提升大眾對新興療法的認識，促進臨床人員的交流，共同耕耘這片沃土。

本書付梓之際，要向每一位勇敢就醫的憂鬱症患者致敬，讓我們能從各位身上累積臨床經驗，也讓書中的案例格外鮮活。感謝學會每一位執筆醫師的用心，把艱澀的醫學知識講得平易近人。在此要特別感謝陳冠儒心理師，為這本科普書籍增添了心理深度與文學性，大大提升了閱讀的樂趣。

絕處逢生，向前有路，讓我們善用科技與智慧，抱持希望與悲憫，共同翻開憂鬱症治療的新頁。

作者群介紹

洪敬倫　醫師

- 台灣臨床ＴＭＳ腦刺激學會 理事長
- 台灣ＴＭＳ整合治療聯盟 召集人
- 振芝醫療創辦人
- 臺北市立聯合醫院松德院區兼任主治醫師
- 教育部 部定助理教授
- 波士頓麻州總醫院精神部研究醫師
- 哈佛大學公共衛生碩士
- 陽明大學醫學士

唐子俊　醫師

- 唐子俊診所 院長
- 高雄醫學大學醫學系助理教授
- 高醫精神科門診主任、資深主治醫師
- 高雄醫學大學行科所精神醫學碩士
- 臺灣師範大學心輔所心理治療博士
- 美國紐約大學附設TISCH醫院研修
- 英國倫敦大學Institute of Psychiatry研修

邱韻芝　醫師

- 振芝心身醫學診所 資深主治醫師
- 歐洲臨床透顱磁刺激治療訓練及認證
- 國際認證澄心聚焦取向治療師和訓練師
- 精神科專科醫師
- 臺北市立聯合醫院松德院區住院醫師／總醫師
- 臺北醫學大學醫學士

周呈叡　醫師

- 振芝心身醫學診所 主治醫師
- 臺北榮總透顱磁刺激訓練計劃認證
- 荷蘭馬斯垂克大學進階跨顱磁刺激訓練認證
- 歐洲臨床透顱磁刺激治療訓練及認證
- 馬偕紀念醫院精神醫學部住院醫師，總醫師，老年精神科研究醫師
- 中華民國駐聖多美及普林西比醫療替代役
- 精神科專科醫師
- 輔仁大學醫學系醫學士

張勳安　醫師

- 三軍總醫院精神醫學部 主治醫師
- 三軍總醫院精神醫學部 兒童及青少年精神科主任
- 國防醫學院軍陣醫學發展委員會委員
- 國防醫學院醫學系精神學科 副教授
- 三軍總醫院心智科學訓練中心精神生理研究室主持人
- 韓國首爾天主教大學附設聖瑪麗醫院腦刺激中心訪問學者
- 臺灣精神生理學會常務理事
- 國防醫學院醫學士

蔡佩蓁　醫師

- 振芝心身醫學診所 資深主治醫師
- 精神科專科醫師
- 成癮科專科醫師
- 臺安醫院心身醫學科暨精神科主治醫師
- 陽明大學醫學士

簡婉曦　醫師

- 振芝心身醫學診所 資深主治醫師
- 永康身心診所 主治醫師
- 愛麗生醫療集團婦女心身醫學門診 主治醫師
- 臺北市立聯合醫院松德院區 兼任主治醫師
- 衛生福利部部定精神科專科醫師
- 臺灣成癮學會成癮科專科醫師
- 臺灣芳香醫學醫學會會員醫師
- 荷蘭馬斯垂克大學進階跨顱磁刺激訓練認證
- 臺灣生物精神醫學暨神經精神藥理學學會跨顱磁刺激訓練認證
- 華人正念減壓中心正念減壓訓練
- 國立臺灣大學醫學士

陳冠儒　諮商心理師

- 振芝心身醫學診所 專任諮商心理師
- 華人正念減壓中心正念減壓訓練
- 美國ＵＣＳＤ正念中心臨床正念治療師訓練
- 利伯他茲基金會 正念團體合作心理師
- 臺北市芳和實驗中學 合作心理師
- 國立臺北教育大學 心理與諮商研究所碩士
- 國立成功大學 心理學系 學士

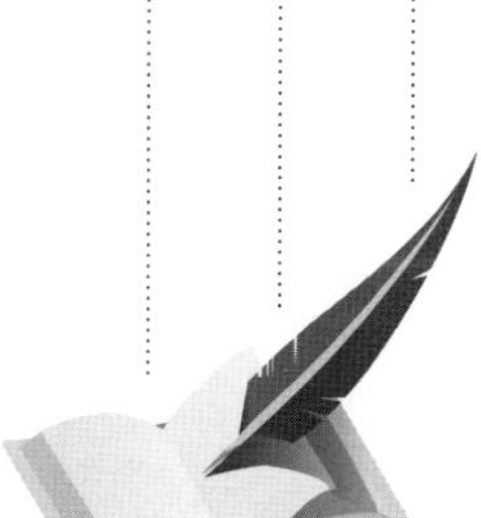

Note

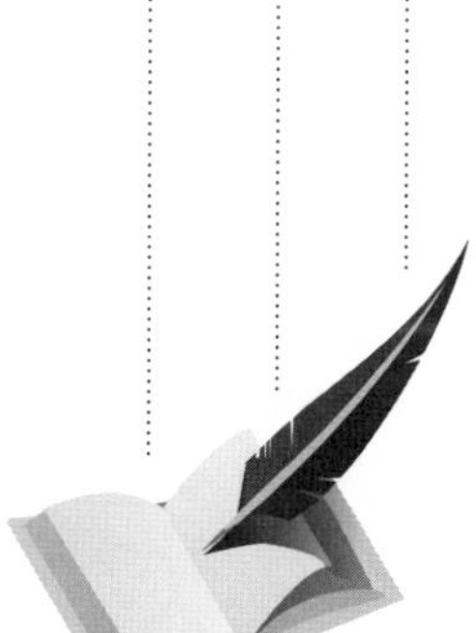

國家圖書館出版品預行編目資料

憂鬱是因為你的大腦生病了：照照磁波,活化腦區,解憂抗鬱新方向/ 洪敬倫, 唐子俊, 台灣臨床TMS腦刺激學會作. -- 初版. -- 新北市：世茂出版有限公司, 2021.10
面； 公分. -- (生活健康；B494)
ISBN 978-986-5408-63-3(平裝)

1.憂鬱症 2.電療法 3.腦部

415.985 110012887

生活健康B494

憂鬱是因為你的大腦生病了：照照磁波，活化腦區，解憂抗鬱新方向

作　　者 / 洪敬倫、唐子俊、台灣臨床TMS腦刺激學會
主　　編 / 楊鈺儀
責任編輯 / 陳怡君
封面設計 / 林芷伊
插　　畫 / 林芷伊
出 版 者 / 世茂出版有限公司
地　　址 / (231)新北市新店區民生路19號5樓
電　　話 / (02)2218-3277
傳　　真 / (02)2218-3239（訂書專線）
劃撥帳號 / 19911841
戶　　名 / 世茂出版有限公司
單次郵購總金額未滿500元（含），請加60元掛號費
世茂網站 / www.coolbooks.com.tw
排版製版 / 辰皓國際出版製作有限公司
印　　刷 / 傳興彩色印刷有限公司
初版一刷 / 2021年10月

I S B N / 978-986-5408-63-3
定　　價 / 360元